Sielmann/Hammelmann
Medi-Taping im Sport

Die Autoren

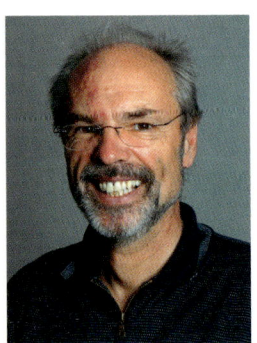

Dr. med. Dieter Sielmann ist Arzt für Allgemeinmedizin mit eigener Praxis in Bad Oldesloe. Er hat die Erfolgsmethode in Deutschland eingeführt und widmet sich auch der Ausbildung von Ärzten und Physiotherapeuten.

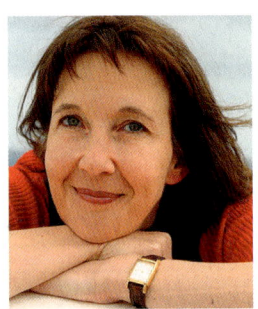

Iris Hammelmann. Die aus Schleswig-Holstein stammende Autorin befasst sich mit Themen der Naturheilkunde, des Wohlbefindens und des Sports. Sie arbeitet als freie Journalistin und Buchautorin.

Dr. med. Dieter Sielmann
unter Mitarbeit von Iris Hammelmann

Medi-Taping im Sport

Schnelle Hilfe:

- Leistungsfähigkeit erhöhen
- Verletzungen vorbeugen
- Schnell wieder aktiv sein

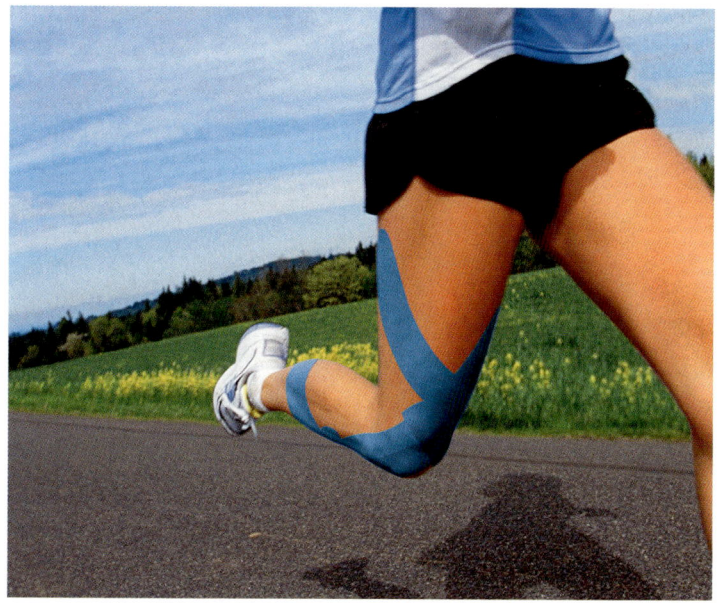

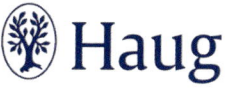

Inhalt

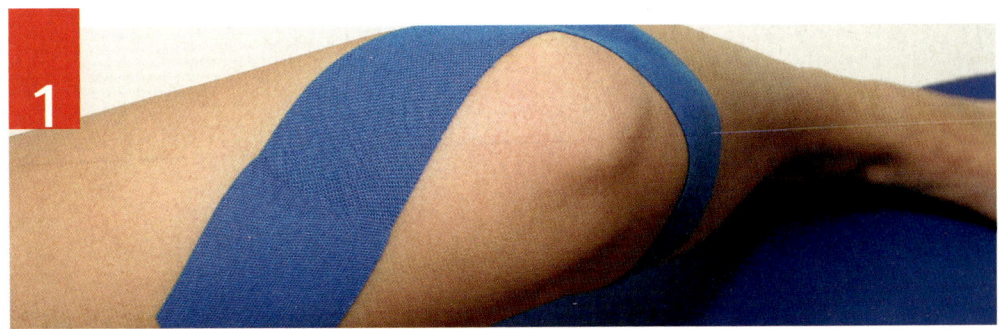

1

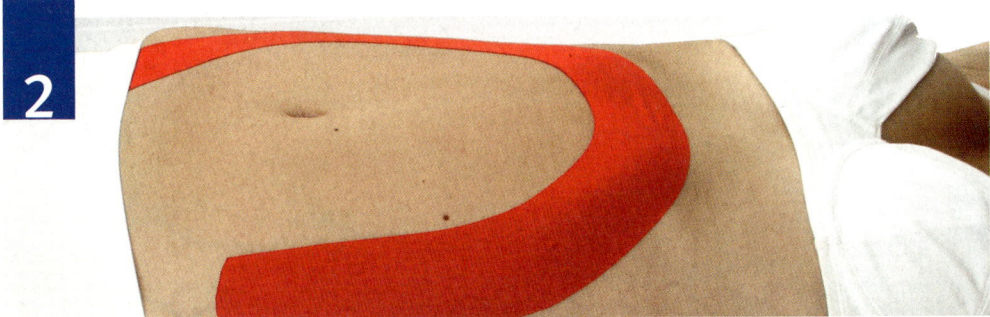

2

Bewegung und Haltung

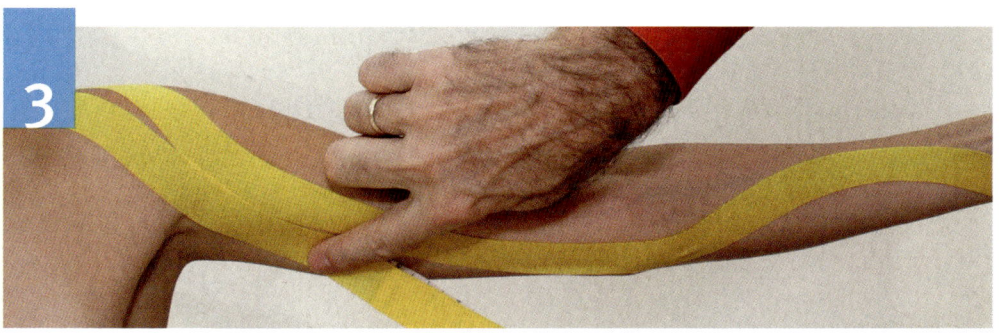

3

Auf die Tapes, fertig, los!

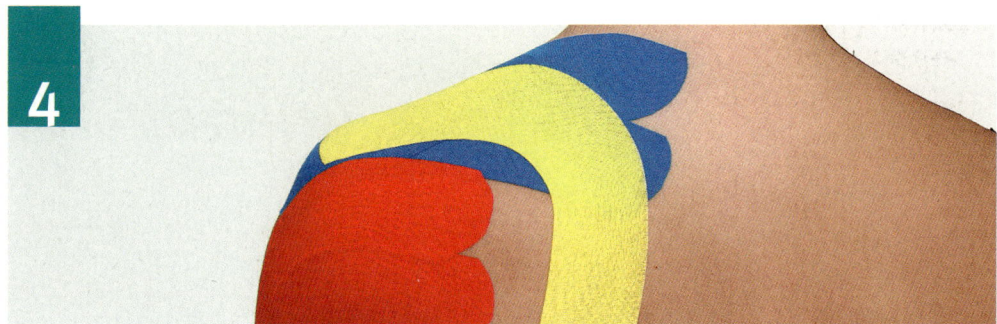

4

Die drei Hauptbereiche des Sports

Inhalt

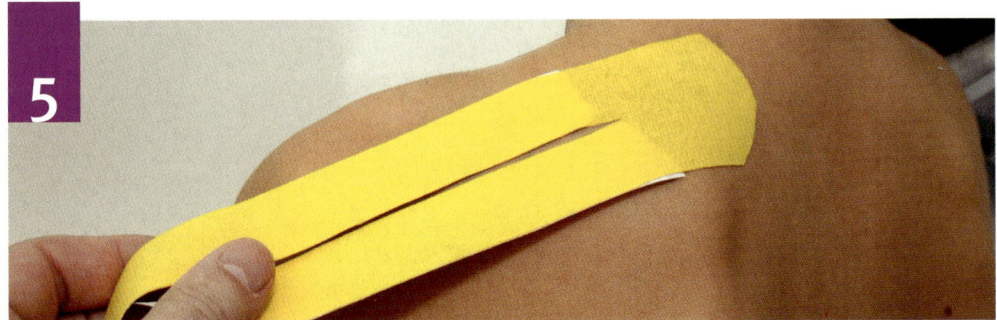

5

Mehr Einsatzbereiche fürs Tapen

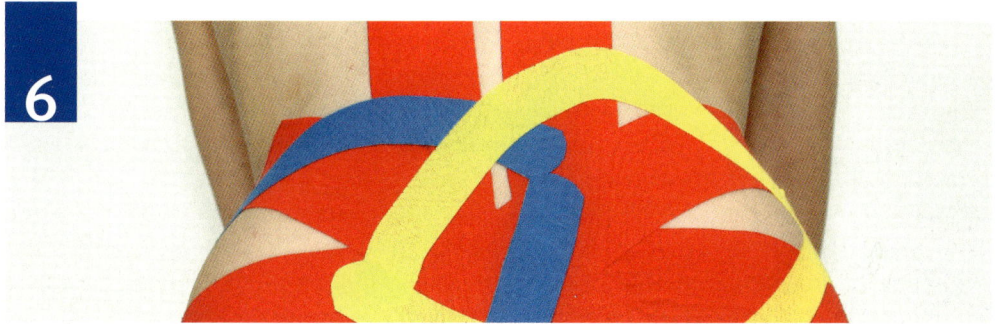

Anhang

Vorwort

Haben Sie schon mal einen Sportsfreund mit knallbunten Pflastern auf dem Tennisplatz oder der Laufstrecke gesehen und sich gefragt, womit und warum der so auffällig beklebt ist? Antwort eins lautet: mit Sport-Tapes. Auf das Warum gibt es mehrere Antworten. Tapen ist, sowohl bei Hobby- als auch Profisportlern, ein bewährtes Mittel, um Schmerzen nebenwirkungsfrei zu lindern, die Leistung zu erhöhen oder Verletzungen vorzubeugen.

Mich haben die flotten Pflaster vor Jahren von starken Rückenschmerzen befreit, die mir bis dahin niemand nehmen konnte. Damals entdeckte ich das Tapen. Seither behandle ich meine Patienten damit so erfolgreich, wie nie zuvor in meiner 25-jährigen ärztlichen Praxis. Ich bin Arzt geworden, um Menschen zu helfen. Mit Medi-Taping kann ich das täglich. Das Ganze auch noch kostengünstig und ohne Risiken und Nebenwirkungen.

Die Therapie greift bei allen muskulären Problemen. Und das sind die meisten! Lernen Sie Ihre Muskulatur kennen, denn sie ist Ihr wichtigstes Kapital. Begreifen Sie darüber hinaus, dass die Statik ein Grundübel bei Beschwerden ist. Werden Sie gerade, und die meisten Ihrer Schmerzen beim Sport sind vergessen.

In diesem Buch werden Sie zunächst mit der Wirkungsweise und Anwendung der faszinierenden Tapes vertraut gemacht. Es folgt eine Übersicht der häufigsten Beschwerden bzw. der sinnvollsten vorbeugenden Nutzungsmöglichkeiten im Bereich des Sports, damit Sie schnell das richtige Tape für Ihre Bedürfnisse finden können.

Mit Medi-Taping haben Sie immer Ihren ganz persönlichen Masseur bei sich, der sie vor Verletzungen beschützt oder Ihnen schnell wieder auf die Beine hilft.

Probieren Sie es aus!

Interessante Lesestunden und stets gut gepflegte Muskeln wünscht Ihnen

Dr. med. Dieter Sielmann

Als Autorin von Ratgebern des Gesundheitsbereichs interessiere ich mich schon seit geraumer Zeit für die bunten Bänder, die zunehmend im Training und bei Wettkämpfen zu sehen sind. Ein glücklicher Zufall brachte mich damit in Berührung. Und schon waren meine Knieschmerzen Geschichte …

Medi-Taping ist weit mehr als eine Schmerztherapie. Erstmalig hat der Therapeut mit dieser Methode die Möglichkeit zu unterscheiden, ob es sich um ein muskuläres Problem handelt oder nicht. Noch immer werden Gelenkprobleme über-, Muskelbeschwerden dagegen unterschätzt. Oft werden sie nicht einmal als solche erkannt. Mit fatalen Folgen. Bei dauerhaft muskulärer Fehlbelastung verändert sich die Gelenkstruktur. Das wird beispielsweise beim Röntgen festgestellt und behandelt. Die muskuläre Fehlbelastung aber bleibt bestehen. Sie sehen, es ist extrem vorteilhaft, zunächst durch die Tapes zu prüfen, ob die Schmerzen muskulär bedingt sind. Ist dies der Fall, bietet Medi-Taping zuverlässige Soforthilfe. Wenn nicht, müssen Sie der Ursache weiter auf den Grund gehen. Schaden können die bunten Klebebänder auf keinen Fall. Im Gegenteil: Richtig eingesetzt, wirken sie wie ein erlaubtes Dopingmittel.

Als Sportler werden Sie bald nicht mehr auf Medi-Tapes verzichten wollen. Toll: Sie können sie in vielen Fällen selbst anlegen. Dieses Buch zeigt Ihnen, wie es geht.

Mehr sportliche Leistung und weniger Schmerzen wünscht Ihnen

Iris Hammelmann

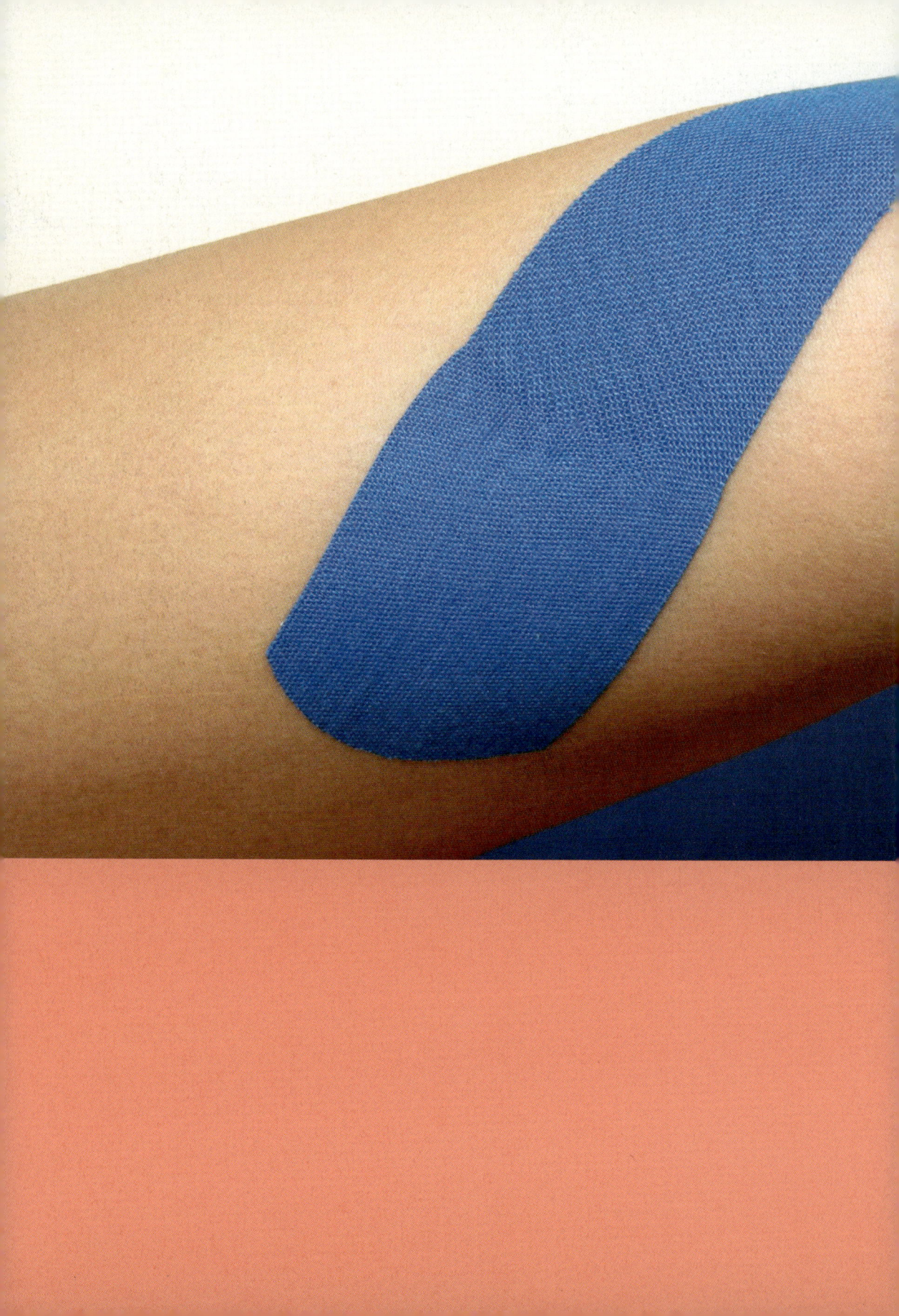

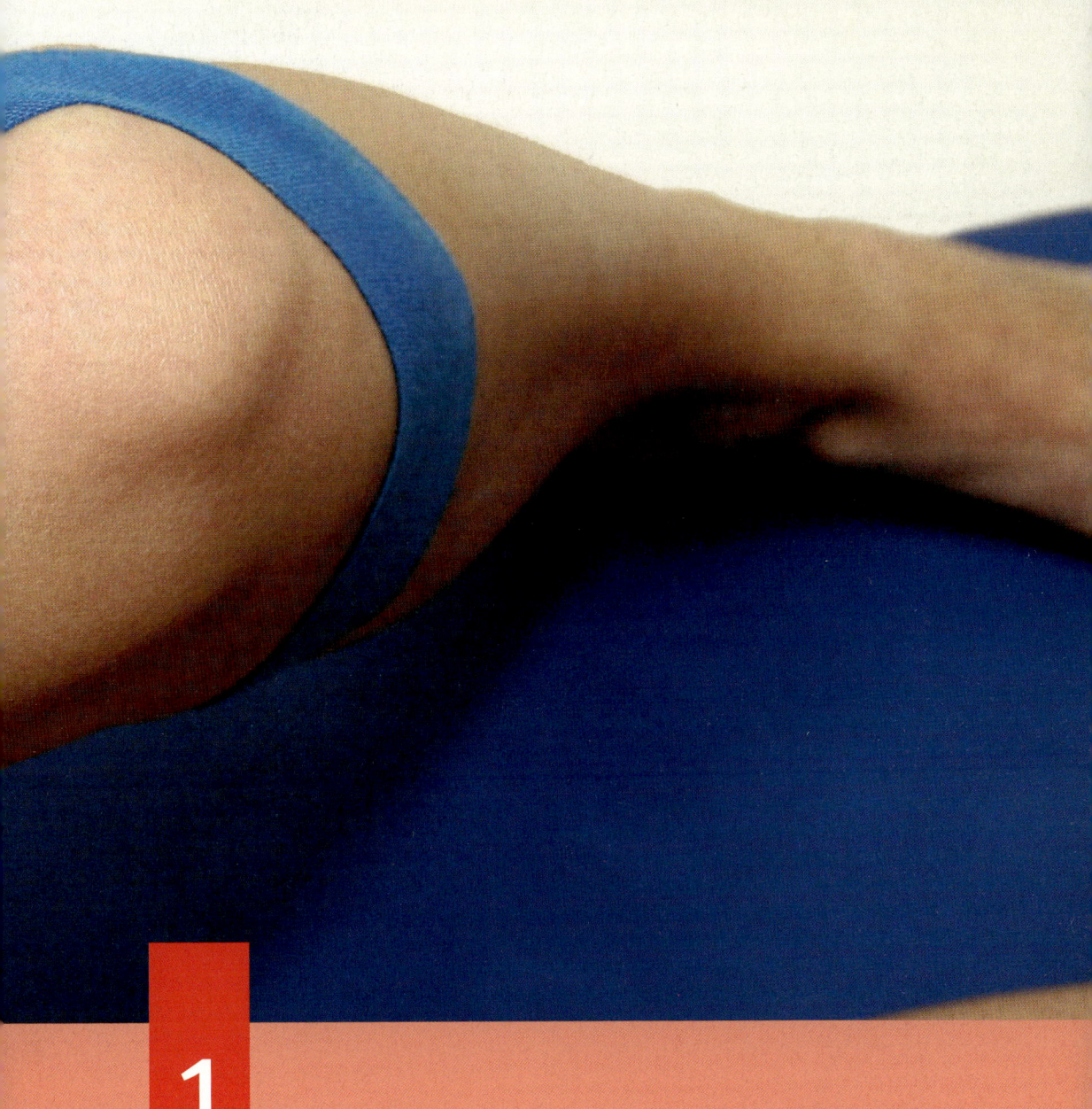

1

Medi-Taping – was ist das überhaupt?

Medi-Tapes sind bunte Textil-Klebebänder, die die Muskeln stimulieren. Bei Beschwerden regen sie auf sanfte Weise die Heilung an, durch permanente Massage schützen sie die Muskulatur aber auch vor Verletzungen. Tapes haben sich als »erlaubtes Dopingmittel« und schnelle Schmerztherapie gleichermaßen bewährt.

Einst starr, jetzt flexibel

Das Tapen mit nicht elastischen Bändern ist hinreichend bekannt. Es wurde früher häufig genutzt, um Arm, Bein oder einen einzelnen Finger ruhig zu stellen. Ganz anders heutige Tapes. Sie ermöglichen Ihnen, dass Sie weitertrainieren.

Medi-Taping setzt sich durch

Eigene wochenlange Schmerzen, die mir kein Kollege nehmen konnte, brachten mich zum Tapen. Kaum, dass das elastische Tape geklebt war, waren die Schmerzen auf einen Schlag verschwunden. Sofort habe ich mich mit der funktionellen Anatomie beschäftigt und so viele Patienten wie möglich getapet. Dabei merkte ich schnell, dass man nicht nur den Muskel versorgen muss, der schmerzt, sondern dass es sehr sinnvoll ist, ganze Muskelketten mit dem Tape zu versorgen. Außerdem spielt die Statik eine absolut wichtige Rolle. Schließlich wurden noch bewusst die Akupunktur und die Farben in die Therapieüberlegungen aufgenommen. Das Ergebnis war eine ganzheitliche Therapieform mit einer Erfolgsquote von über 90%. Als wir dann noch ein eigenes Tape entwickelt hatten, musste ich der Therapie einen eigenen Namen geben: Medi-Taping. Die Methode basiert auf einer Reihe von Anwendungen, die alle zusammen genommen eine Diagnose, Bekämpfung der Symptome und meist auch Bekämpfung der Ursachen ermöglichen. Der Einsatzbereich ist nicht nur die Schmerzbekämpfung, sondern sollte eher die Prävention, also die Vermeidung von Verletzungen und Schmerzen sein.

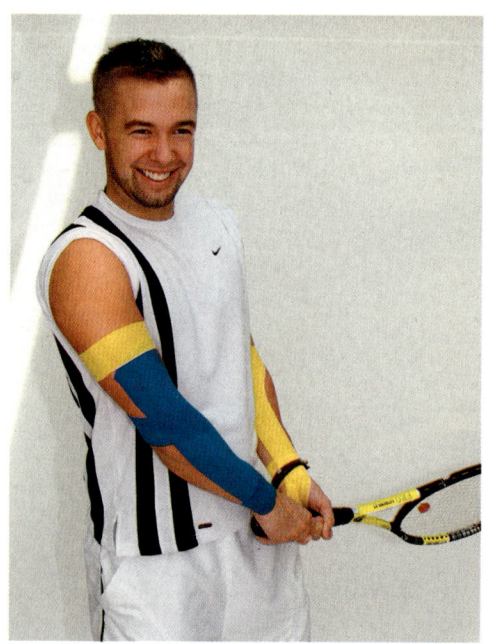

Zum Beispiel beim Tennis bieten Tapes Sicherheit und Schutz und steigern die Leistung.

Diagnose-Instrument

Schmerzen des Bewegungsapparates sind, was vielfach leider noch übersehen wird, fast immer muskulär bedingt. Und auch viele andere Beschwerden gehen auf Störungen in der Muskulatur zurück. Medi-Taping bietet erstmalig die Möglichkeit, mit großer Sicherheit eine muskuläre Erkrankung von anderen Erkrankungen zu unterscheiden. Das bedeutet: Wenn Ihre Füße nach einem bewegten Tag so schmerzen, dass Sie sich kaum auf den Beinen halten können, sollten Sie sich tapen lassen. Sind die Schmerzen sofort weg oder zumindest deutlich gelindert, dann ist eine muskuläre Ursache sicher. Tritt keinerlei Besserung ein, müssen Sie mit anderen Methoden, wie zum Beispiel bildgebenden Verfahren, die Hintergründe aufklären lassen.

Das erstaunliche Resultat von inzwischen vielen Jahren Erfahrung in der Behandlung von Sportlern ist, dass die meisten Schmerzen tatsächlich muskulär bedingt sind. Selbst außerhalb des Sports ist das der Fall. So wurden zum ersten Mal auch Diagnosen wie Migräne oder Tinnitus als überwiegend muskuläre Erkrankungen erkannt.

Geschichte einer Therapie

Dr. Kenzo Kase, ein japanischer Chiropraktiker, stellte vor rund 30 Jahren fest, dass die konventionellen Tapes, die eben nicht dehnbar waren, den Heilungsprozess nicht fördern konnten. Im Gegenteil: Sie lösten teilweise sogar Blockaden aus, die die Heilung behinderten. Während die ursprüngliche Form des geklebten Verbandes den betroffenen Körperbereich ruhig stellte, entwickelte Kenzo eine neue Form, die die Muskelaktivität und die Bewegung fördert. Wahrscheinlich war er es, der erstmalig erkannte: Die Muskulatur ist der Grund für eine Blockierung und nicht das Ge-

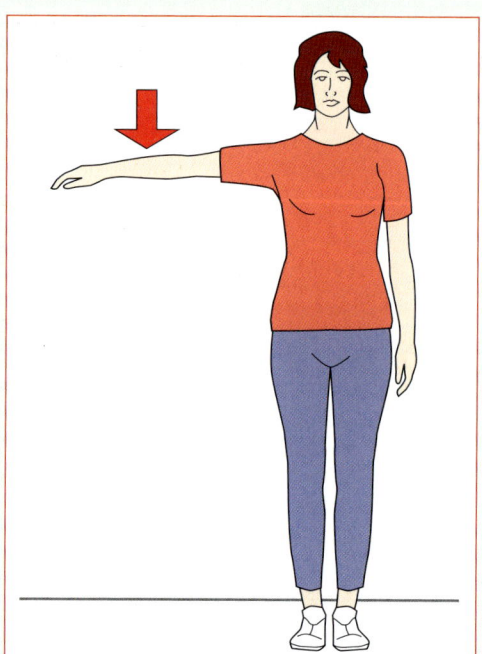

Lässt sich der ausgestreckte Arm leicht herunterdrücken, sind die Muskeln geschwächt.

lenk. Sie ist am reibungslosen Funktionieren des Blut- und Lymphkreislaufs maßgeblich beteiligt. Wird die Muskulatur zwangsweise ruhig gestellt, kann es zu Störungen in diesen Bereichen kommen. Wenn man nun die Haut mit einem elastischen Tape beklebt, erfährt dieser Körperteil mit jeder Bewegung eine Massage. Blut- und Lymphfluss werden angeregt, die Heilung beschleunigt. Das Kinesio-Tape war geboren.

Kommunikation mit dem Körper oder fauler Zauber?

Der Begriff Kinesiologie, von dem sich Kenzos Kinesio-Tape ableitet, kommt aus dem Altgriechischen und setzt sich zusammen aus kinesis = Bewegung und logos = Wort/Lehre. Am bekanntesten ist vermutlich der Muskeltest. Der Therapeut wird beispielsweise versuchen, einen ausgestreckten Arm seines Patienten an dessen Körper zu drücken. Der Patient könnte in der anderen Hand eine Substanz haben, die auf Verträglichkeit getestet werden soll. Lässt sich der Arm herunterdrücken, gilt die Substanz als unverträglich, da sie den Muskel schwächt. Ist die Substanz verträglich, schwächt sie den Muskel nicht. Dem Therapeuten wird es nicht gelingen, den Arm aus der Waage zu bringen. Der Test beruht auf der Annahme, dass Muskeln auf Stress, ausgelöst durch eine bestimmte Substanz, eine Information oder ein Gefühl, mit kurzzeitigem Nachgeben reagieren. So hat der Körper die Möglichkeit, sehr direkt und präzise mitzuteilen, was ihm guttut oder schadet. Wichtig: Die Muskeln sind das Sprachrohr.

Aufbau, Farben und Einsatz der Tapes

Ein Pflaster, das fit macht? Genau das ist Medi-Tape. Ob Sie ein blaues, rotes oder doch eher gelbes Band benötigen, hängt von Ihrer Situation und Ihrem energetischen Zustand ab. Wenn Sie zum ersten Mal das Klebeband sehen, das so viel Wirkung verspricht, werden Sie vermutlich ein wenig enttäuscht sein. Da sind keine geheimnisvollen Noppen oder Nadeln zu sehen. Stattdessen handelt es sich um ein Textilband von der Rolle.

Spektakulär ist nur die Wirkung. Mehr dazu im nächsten Kapitel.

So ist es aufgebaut

Die Klebefläche des Bandes besteht zu 100 % aus Acryl. Acrylverbindungen sind thermoplastisch, das heißt, sie werden beim Erhitzen weich oder schmelzen und werden beim Abkühlen wieder fest. Ein großer Vorteil, wenn man an die Körperwärme denkt.

Medi-Tapes sind wasserbeständig. Sie können während der Behandlung also unbesorgt schwimmen und natürlich auch nach dem Sport duschen. Auch kräftiges Schwitzen bei körperlicher Anstrengung beeinträchtigt die Wirksamkeit des Klebers nicht. Ebenfalls wichtig: Die Pflaster enthalten keine Latexbestandteile. Latex ist dafür bekannt, nicht selten Allergien auszulösen. Durch den Verzicht darauf kann die Hautverträglichkeit als sehr gut bezeichnet werden. Der Kleber ist wellenförmig aufgebracht. Das garantiert die Luftdurchlässigkeit des Tapes und haftet darüber hinaus besser, als es bei vollflächiger Beschichtung der Fall wäre. Unter dem Tape kann die Haut atmen, weiter wachsen und sich völlig ungestört entwickeln. Sie können Ihren haftenden Helfer bedenkenlos über Wochen tragen, wenn Sie das Bedürfnis haben, ohne mit Hautreizungen rechnen zu müssen.

GUT ZU WISSEN

Kleben – warten – starten

Der Acryl-Klebstoff haftet zwar sofort, wird aber erst durch die Körperwärme vollständig aktiviert. Deshalb sollten die durch das Taping behandelten Muskeln erst nach ungefähr dreißig Minuten stärker belastet werden. Für Sportler gilt sogar: Tapen Sie möglichst einen Tag vor dem Training oder dem Wettkampf. Eine Schweizer Studie hat ans Licht gebracht, dass vier Stunden nach dem Tapen die Muskulatur noch besonders entspannt ist und nicht so viel Kraft entwickelt. Außerdem ist die massive Schweißbildung bei sportlicher Aktivität nicht zu unterschätzen.

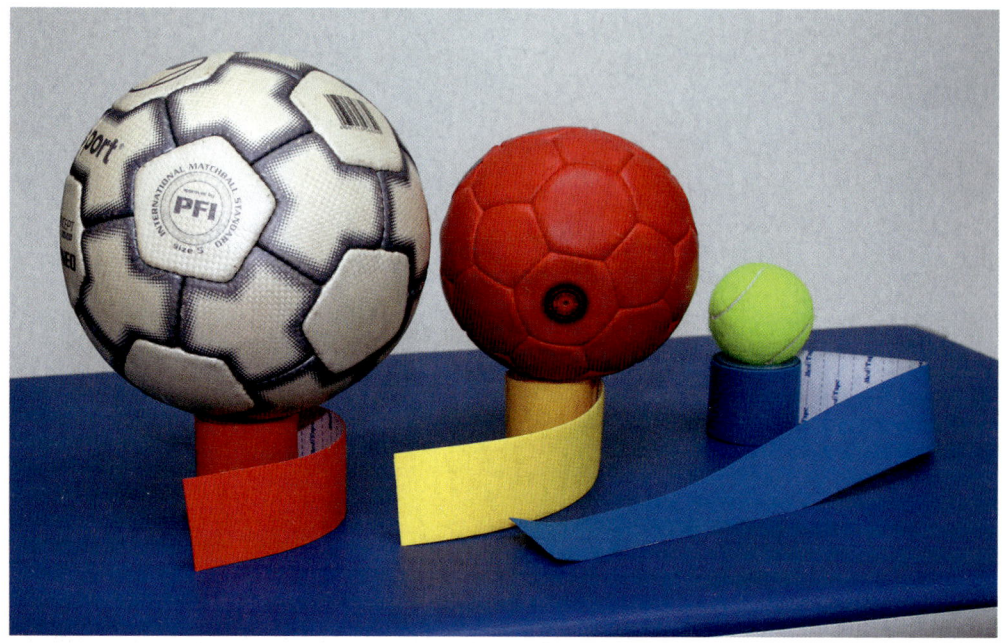

Nicht nur farblich passen die Rollen perfekt zum Sport.

Hundert Prozent Baumwolle

Die Außenseite des Tapes besteht aus reiner Baumwolle. Die gewährt eine gute Eigenelastizität. Die Dehnungseigenschaften des Bandes sind mit denen der menschlichen Haut vergleichbar. Ein Streifen von einem Meter kann bis auf 1,60 Meter gestreckt werden. Das Material lässt den Abtransport von Schweiß zu. Gerade für Sportler, die das Band vorbeugend nutzen, oder Schmerzen für ein wichtiges Spiel, einen entscheidenden Lauf lindern möchten, ist dies von größter Bedeutung.

Keine Frage der Optik – die Farben

Das Tape wird in vier verschiedenen Farben verwendet:

- hautfarben,
- rot,
- blau,
- gelb.

Das hat nicht etwa ästhetische Gründe, sondern therapeutische. Farben wirken nämlich auf energetischem Weg auf das Körpergeschehen ein und beeinflussen somit auch den Heilungsprozess. Es ist nachgewiesen, dass die Bestrahlung mit Farben Pulsfrequenz und Blutdruck zu verändern vermag. Ein fiebriger Mensch wird sich in einem Raum, der in kühlen Farben, also beispielsweise in Blau-Tönen gehalten ist, wohl fühlen. Wer ohnehin schon fröstelt, wird warme Töne bevorzugen, wie Gelb oder Rot. Sie müssen verstehen, dass Farben im Grunde lediglich verschiedene Wellenlängen von Licht sind. Fallen sie auf die Netzhaut, sorgen sie dort für den Eindruck einer bestimmten Farbe. Wellen treffen aber auch auf die Haut und entfalten dort eine Wirkung, ohne dass uns das bewusst ist. Das erklärt, warum ein Pflaster sogar die Muskelaktivität bremsen oder steigern kann.

Hautfarben

Ein farblich neutrales Tape wirkt aufgrund seines Aufbaus und der mechanischen Tätigkeit wie die farbigen Tapes auch. Es fehlt lediglich jegliche zusätzliche Eigenschaft, die Rot, Blau oder Gelb mitbringen. Das hautfarbene Tape wird gewählt, wenn lediglich eine lymphatische Massage, jedoch keine energetische Behandlung erfolgen soll. Achtung: Stellt sich der gewünschte Effekt nach Aufbringen eines neutralen Bandes nicht ein, gehen Sie bitte unbedingt zu einem ausgebildeten Therapeuten. Es kann sein, dass Ihre Probleme nicht muskulär begründet sind. Es ist aber

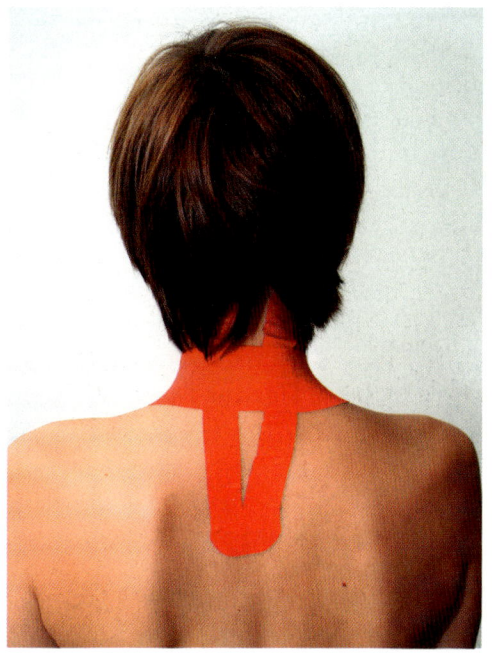

Gerade im Nacken liegen oft Verspannungen vor, die mit rotem Tape gelindert werden.

auch möglich, dass ein anderes Tape, vielleicht sogar anders aufgebracht, sehr wohl Nutzen zeigen würde. Dieser Hinweis gilt selbstverständlich auch bei farbigen Bändern: Stellt sich die erhoffte Wirkung nicht ein, oder nehmen Sie gar Verschlechterungen wahr, ist der Weg zum Fachmann ein Muss!

GUT ZU WISSEN

Der Therapeut wählt die Farbe

Viele Sportler sind übertrainiert und werden daher mit blauem Tape behandelt. Generell ist entscheidend, ob Sie Medi-Taping vorbeugend, lindernd oder leistungssteigernd nutzen wollen. Es ist auf jeden Fall sinnvoll, zunächst einen Therapeuten aufzusuchen. Bei gewünschtem Erfolg, halten Sie sich bitte an dessen Vorgaben.

Rot

Die Farbe Rot wirkt auf die meisten Menschen intensiv. Das ist kein Wunder, denn es ist die Farbe des Feuers. Sie hat eine hohe Signalwirkung und die größte Wellenlänge. Rot trägt eine starke Energie in sich und verstärkt auch Energien. Man geht davon aus, dass sich sogar die Selbstheilungskräfte von Rot ankurbeln lassen. Gerade bei chronischen muskulären Problemen wird zum roten Tape gegriffen. Die Muskulatur wird gestärkt.

Migräne und Tinnitus werden beispielsweise mit Rot geklebt. Generell kann man sagen: Chronische Beschwerden werden mit Rot behandelt.

Blau

Das kühle Blau entzieht Energie. Es wird hauptsächlich bei Sportlern eingesetzt, die zu viel Energie aufweisen. Die Muskulatur ist bei ihnen nicht selten übertrainiert. Blau reguliert diesen Zustand. Es kommt bei akuten Schmerzzuständen, bei Prellungen oder auch bei akutem Schiefhals zum Einsatz.

Gelb

Zart gelb gestrichene Räume hellen die Stimmung auf und machen fröhlich. Gleichzeitig beruhigt die Farbe. In Bezug auf die Gesundheit sagt man ihr nach, dass sie das allgemeine Wohlbefinden steigert und das Immunsystem unterstützt. Und: Gelb sorgt für eine positive Lebenseinstellung. Kein Mediziner wird mehr ernsthaft bestreiten, dass die Einstellung des Patienten für dessen Genesung eine wichtige Rolle spielt. Insofern ist klar, dass ein gelbes Tape den Heilungsprozess ebenfalls positiv beeinflusst. Energetisch betrachtet, harmonisiert diese Farbe. Sie kann also sowohl einen Mangel als auch einen Überschuss ausgleichen. Gerade bei chronischen Beschwerden regt das gelbe Tape die Muskulatur an, wieder in eine energetische Balance zu kommen.

Welches Tape wofür?

Wie schon erwähnt, wählt ein erfahrener Therapeut das Tape zum einen nach der Farbe aus. Dann entscheidet er, ob das Band gedehnt oder nicht gedehnt aufgeklebt wird. Meistens wird das Medi-Tape ungedehnt verwendet. Versuchen Sie das bitte auch, wenn Sie es selbst anlegen. Der Muskel ist es, der gestreckt wird. Das Klebeband wird so aufgebracht, wie es von der Rolle kommt. Dehnen Sie das Material bereits vor der Benutzung, wird der gewünschte Effekt nicht erzielt bzw. ist die Hautreizung zu stark. Die kleinen Kapillaren öffnen sich zu stark, die Haut wird rot und beginnt zu jucken. Wie Sie später in den Anleitungen sehen, gibt es aber auch Ausnahmen, wo gerade diese Wirkung er-

wünscht ist. Vor allem im Sport kommen häufig lokale Schmerzen wie zum Beispiel Prellungen vor, die immer mit voll gedehn-

> **GUT ZU WISSEN**
>
> ### Nicht dehnen, bitte!
>
> Es ist wie mit den Farben. Als Laie sollten Sie nicht experimentieren. Arbeiten Sie grundsätzlich mit ungedehntem Tape, weil sie sonst Hautreizungen riskieren. Ausnahmen sind später beschrieben! Überlassen Sie die fachkundige Diagnose bitte zunächst einem Therapeuten. Zeigt er Ihnen die betreffende Stelle, können Sie selbstverständlich in vielen Fällen die Behandlung später selbst fortsetzen.

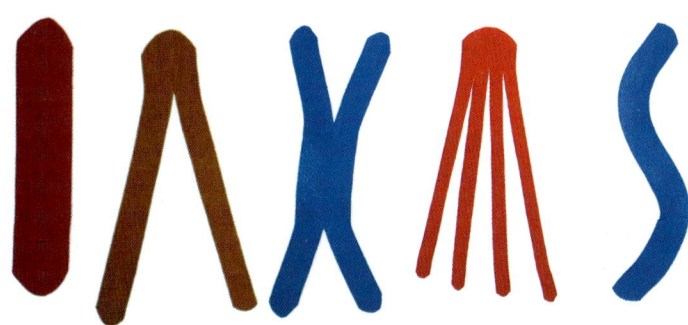

Der Profi schneidet sich das Tape in gewünschter Form vor.

tem Tape behandelt werden. Mit einiger Erfahrung können Sie das auch. Lassen Sie es sich, wenn möglich, von einem Therapeuten zeigen!

Schließlich spielt noch die Form des Tapes eine Rolle. Sie hängt natürlich zum einen davon ab, welcher Körperbereich beklebt werden soll. Sie werden später sehen, dass zum Beispiel an den Händen das Tape längs ein- oder durchgeschnitten wird, um mit dem schmaleren Band die Finger tapen zu können. Legt der Therapeut ein Lymph-Tape an, wird er das Band sogar in mehrere schmale Streifen schneiden. Im Anhang auf Seite 167 finden Sie eine Adresse. Dort können Sie das Medi-Tape bestellen und sich Adressen von ausgebildeten Therapeuten nennen lassen.

So wirkt es

Herzlich gern würde ich Ihnen an dieser Stelle eine durch und durch fundierte Erklärung liefern, die die Wirkweise von Medi-Taping verständlich macht. Leider ist das noch nicht vollständig möglich. Aber es gibt interessante Ansätze.

Die Wirkung hautnah

Die menschliche Haut ist nicht nur unser größtes Organ, sie ist auch ein zuverlässiges und hochleistungsfähiges Sinnesorgan. Bringen Sie ein Tape auf, so wirkt dieses direkt auf die Hautsensoren. Aber nicht nur. Machen Sie einen kleinen Versuch zum Veranschaulichen, was sich unter der Haut abspielt, wenn diese getapet ist.

Strecken Sie eine Hand ganz durch und spreizen die Finger. Betrachten Sie die Handfläche. Die Haut ist stark gespannt. Lassen Sie nun jegliche Spannung entweichen. Die Haut »wirft Falten«. Stellen Sie sich jetzt vor, ein Klebeband wurde aufgebracht, als die Hand gespannt war. Es wird nun, wie in der Zeichnung unten dargestellt, ebenfalls Falten werfen. Durch seine eigenen Eigenschaften zieht das Band die Haut stärker, als es ohne Tape der Fall gewesen wäre. Das wirkt sich auf sämtliche Hautschichten und die Muskulatur aus. Die Haut wird nämlich in allen Schichten angehoben. Dadurch werden Venen und Lymphgefäße geöffnet, was zur vermehrten Durchblutung des beklebten Gebietes führt.

Die Oberhaut

Die Oberhaut, vom Fachmann Epidermis genannt, ist die äußerste Schutzhülle gegenüber der Umwelt. Sie ist Teil des Immunsystems, beherbergt außerdem Zellen, die mit Nervenfasern verbunden und so am Tastsinn beteiligt sind. Die Zugwir-

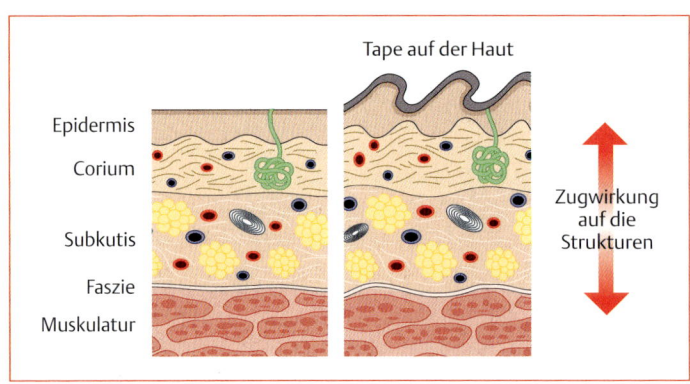

Die Wirkung des Tapes setzt sich bis in die Muskulatur fort.

kung des Tapes wird von der Oberhaut an die Lederhaut weitergeleitet.

Die Lederhaut

Diese Hautschicht, auch als Corium bekannt, ist sehr elastisch. Dort befinden sich beispielsweise Haarbläschen, Schweiß-, Talg- und Duftdrüsen. Ganz wichtig: In der Lederhaut sind auch Rezeptoren für Wärme und Kälte und Nervenzellen untergebracht, die wiederum dem Tastsinn dienen. Von dieser Hautschicht überträgt sich die Zugwirkung auf die Unterhaut.

Die Unterhaut

Die letzte zu erwähnende Hautschicht ist die Subkutis. In ihr sind unter anderem spezielle Rezeptoren zu finden, die besonders stark auf Form- bzw. Druckveränderungen reagieren. Über den Muskeln liegt nur noch die sogenannte Körperfaszie, ein Zusammenschluss fester Kollagenfasern. Durch sie hindurch leitet die Unterhaut den vom Tape verursachten Zug auf die Muskulatur weiter.

Gate Control

Medi-Taping wirkt sofort. Kaum klebt das Pflaster, gehen die Schmerzen in den allermeisten Fällen deutlich zurück. Die Therapie macht sich ein lange bekanntes und auch seit geraumer Zeit erklärbares Phänomen zunutze. Jeder hat es schon mehrfach beobachtet. Wenn sich ein Kind verletzt, kommt es und will ein Pflaster haben. Oder wir pusten oder streicheln den Schmerz weg. Das Kind dreht sich danach um und spielt weiter. Lange Zeit meinte man, die Zuwendung und der Trost würden helfen. Aber so ist es nicht. Man hat festgestellt, dass die Reizleitungsgeschwindigkeit des Berührungsnervs höher ist, als die des Schmerznervs. Im Rückenmark wird die Information von zwei Nerven auf einen umgeschaltet. Die Berührung macht, sehr vereinfacht ausgedrückt, das Rennen, der Schmerz hat das Nachsehen und wird nicht, oder nur deutlich gemildert, an das Großhirn geleitet.

1965 haben die beiden Schmerzforscher Ronald Melzack und Patrick D. Wall die sogenannte Gate-Control-Theory, also Kontrollschrankentheorie, entwickelt. Vereinfacht steckt dahinter, dass auf dem Weg vom Schmerzauslöser zum Gehirn verschiedene Tore liegen. Der Reiz kann nur übertragen werden, wenn diese Tore geöffnet sind. Wurden sie bereits durch das Vorhandensein eines anderen Reizes geschlossen, kann der Schmerz nicht bis in das Gehirn geleitet werden. Erst dort wird er aber als solcher wahrgenommen.

Warum Schmerz nicht immer Vorrang hat

Das Nervensystem hat eine gigantische Menge an verschiedenen Informationen zu übermitteln. Schmerz ist nur ein Reiz. Darüber hinaus gibt es natürlich die Temperaturempfindung oder motorische Reize. Letztere erlauben dem Menschen eine sehr

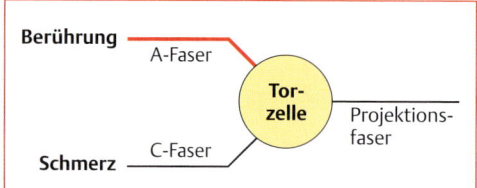

Die Skizze zeigt, dass es nur eine Reizleitung zum Gehirn gibt.

kulären Erkrankungen eine Erfolgsquote von über 90% erreicht. Man kann sich aber vorstellen, dass der Muskel durch die von der Haut weitergeleitete Zugwirkung sofort so stimuliert wird, dass sich zum einen die Durchblutung verbessert, zum anderen aber eben auch ein deutlicher Reiz durch eine dicke A-Faser zum Gehirn geleitet wird. Die Information ist schneller als der Schmerz, der ebenfalls vom Muskel gemeldet werden sollte und verschließt ihm, sozusagen vor der Nase, die Tür.

detaillierte Eigenwahrnehmung. Gerade für Sportler, die ihre Gliedmaßen schnell und punktgenau koordinieren müssen, sind solche Informationen überaus wichtig. Motorische Reize, also auch Muskelempfindungen, sausen in hohem Tempo durch sogenannte A-Fasern. Das sind besonders dicke Nervenfasern, die eine schnelle Weiterleitung sicherstellen. Einige andere Reize, dazu gehört der Schmerz, sind in den wesentlich dünneren C-Fasern unterwegs.

Melzacks und Walls Theorie besagt nun, dass dicke Nervenfasern die erwähnten Tore schließen, dünne Fasern dagegen öffnen sie. Sicher ist das keine vollständige Erklärung, warum Medi-Taping bei mus-

> **INFO**
>
> ### Erst laufen, dann leiden
>
> Zugegeben: Schmerz kann ein lebenswichtiges Signal sein. Die Bevorzugung in Sachen schneller Reizübertragung kommt aber noch aus den frühen Tagen der Menschheit. Da war es – und ist es heute in seltenen Fällen auch noch – wichtig, sich schnell und koordiniert von einer Gefahrenquelle zu entfernen. Die Motorik muss also Vorrang haben. Ist die Gefahr gebannt, bahnt sich der Schmerz seinen Weg. Jetzt ist Zeit, ihn zu behandeln.

Mehr Erklärungsansätze

Nach einer Verletzung beim Sport ist es sehr wahrscheinlich, dass Sie mit großen Schmerzen in die Praxis kommen. Das würde nach der soeben kurz umrissenen Theorie bedeuten, dass der Schmerzreiz bereits genug Zeit hatte, selbst durch die »langsamen« Fasern sein Ziel zu erreichen. Das Tor ist weit geöffnet, das Gehirn meldet unmissverständlich Schmerzen. Kaum werden Sie mit dem Tape behandelt, wer-

den diese weniger oder verschwinden ganz. Eine Rolle dabei spielt das Anheben der Haut. Stoffwechsel und Durchblutung werden dadurch gesteigert, was zum beschleunigten Abbau von Schmerzhormonen führt. Ein weiterer Aspekt ist die Funktionsweise der Akupunktur.

Im Hinblick auf die Kontrollschrankentheorie geht man davon aus, dass bei dieser

Behandlungsform per Nadel gezielt dicke Nervenfasern stimuliert werden. Das Reizübertragungstor ist geschlossen, bevor der Schmerz dort angelangt ist. Außer mit Nadeln lassen sich die entsprechenden Punkte auch mit Fingerdruck, Massage und eben dem Medi-Tape beeinflussen.

Die Langzeitwirkung

Es könnte bisher der Eindruck entstanden sein, das Klebeband unterdrücke einfach den Schmerz. Entfernt man es, sind Reißen und Ziehen wieder da. Das ist glücklicherweise nur dann der Fall, wenn die Haftdauer extrem kurz war. Sonst stellt sich eine Langzeitwirkung ein. Aus mehreren Gründen. In den meisten Fällen wird die Muskulatur so gut wie eben möglich vorgedehnt, das Tape dann glatt aufgetragen. Wenn Sie den Muskel jetzt entspannen,

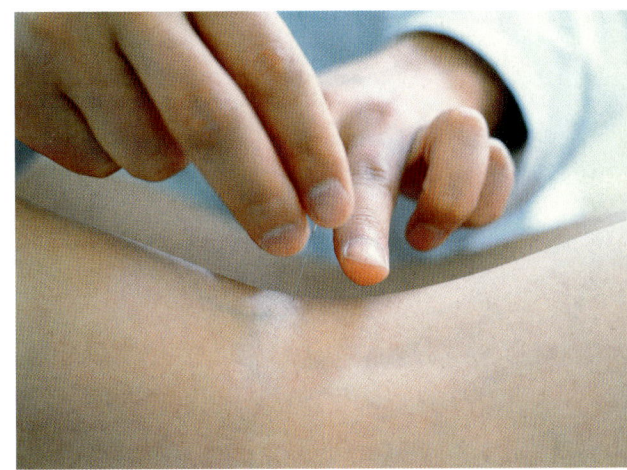

Gewöhnungsbedürftig, aber nicht schmerzhaft: Nadeln im Körper.

GUT ZU WISSEN

Bewegung aktiv und passiv

Bewegung ist das Zauberwort, wenn es um die Heilung des mechanischen Apparates geht. Jegliche Bewegung wird durch das Tape maximiert. Durch die sofort einsetzende Schmerzlinderung können Sie außerdem meist umgehend selbst wieder aktiv werden. Muskeln und Gelenke können schneller regenerieren.

---

wirft das Band Wellen auf. Denken Sie nur an den Versuch mit Ihrer Handfläche. Die Haut und die darunter liegenden Strukturen werden angehoben. Dabei öffnen sich die Kapillaren, die kleinsten Gefäße, in denen permanent Stoffwechsel stattfindet. Verbrauchte oder aufgestaute Flüssigkeiten fließen besser ab, frisches Blut strömt schneller hinein und versorgt den Bereich mit Nährstoffen. Es ist bekannt, dass ein erhöhter Stoffwechsel der entscheidende Faktor im Heilungsprozess ist. Der wiederum hängt von der Durchblutung ab, und diese wird durch das Tapen um 30% und mehr verstärkt. Sie können davon ausgehen, dass die Schmerzhormone regelrecht weggespült wurden.

23

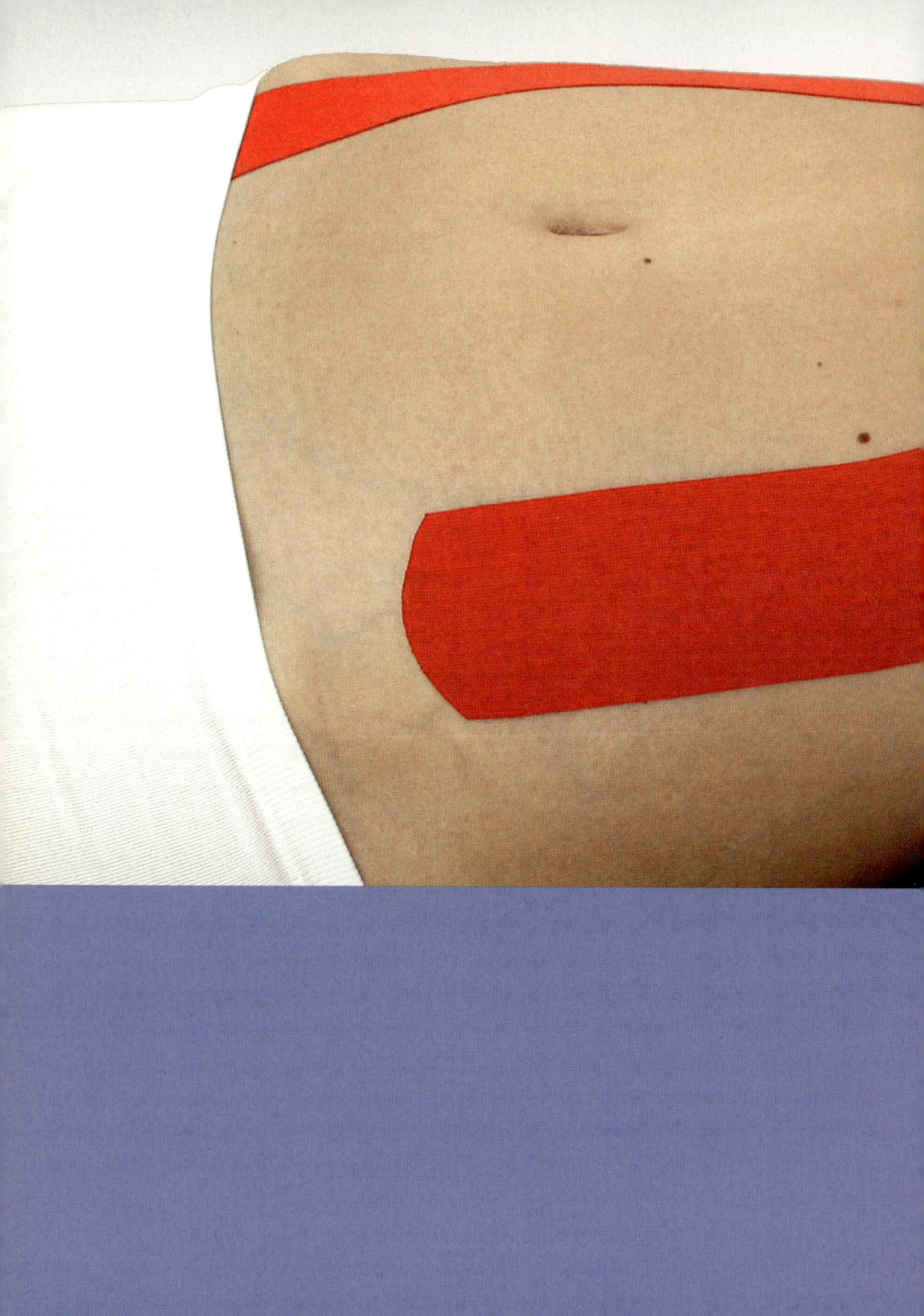

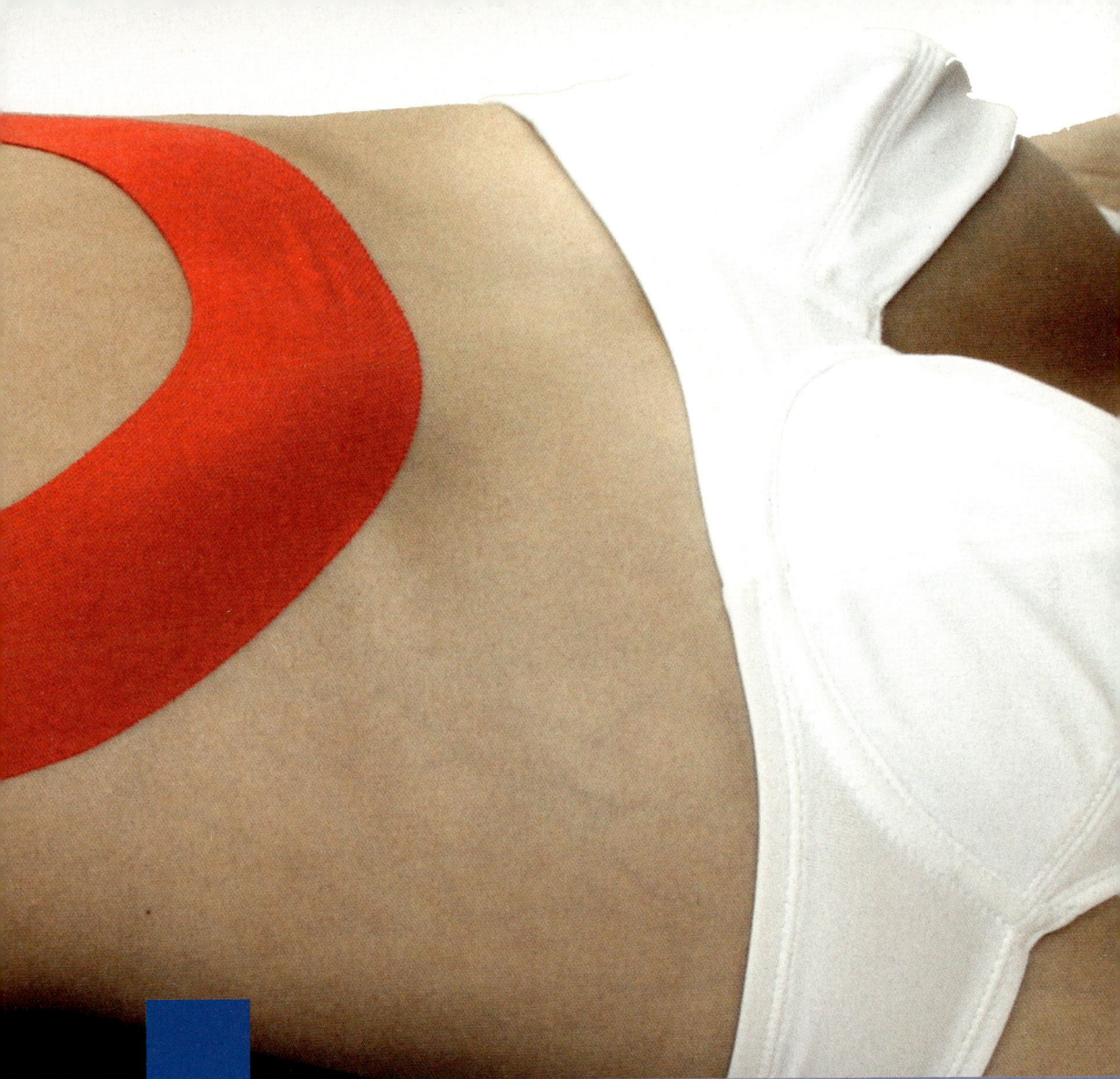

2

Bewegung und Haltung

Die meisten Menschen, die mit Knie-, Hüft- oder Rückenschmerzen in der Praxis landen, sind schief. Oder sie bewegen sich nicht genug. Oder beides. In diesem Kapitel erfahren Sie, warum sportliche Aktivitäten für einen gesunden Körper unverzichtbar sind, warum Sie Haltung bewahren müssen und wie Ihre Muskeln überhaupt funktionieren.

Alles eine Frage der Statik

Stellen Sie sich ein Rennrad vor, bei dem eine Speiche verbogen ist. Das Rad wird fahren. Lange und weit unter Umständen. Aber alle anderen Speichen werden über- und falsch belastet. Es ist eine Frage der Zeit, bis die erste reißt. Ähnlich ist es mit der menschlichen Statik.

Die Statik des Menschen

Hatten Sie schon mal ein verletztes Bein oder einen verletzten Fuß? Dann haben Sie mit Sicherheit eine Schonhaltung eingenommen. Das bedeutet, Sie haben Ihr Gewicht auf die nicht betroffene Seite verlagert. Vorübergehend ist das in Ordnung. Auf Dauer leiden jedoch Muskeln und Gelenke des gesunden Beins und entwickeln selbst Erkrankungen. 99 Prozent aller Patienten, die wegen Schmerzen in die Praxis kommen, haben ein statisches Problem. Bei etwa 90 Prozent liegt eine ISG-Blockade, bei rund sechs Prozent eine Atlasblockade und bei dem Rest eine Blockade auf der übrigen Wirbelsäule vor.

Das Iliosakralgelenk

Zwischen dem Kreuzbein, das sich unterhalb des fünften Lendenwirbelkörpers befindet, und dem Darmbein, unterhalb des Beckenkamms liegend, befindet sich das Iliosakralgelenk.

Leider ist der Irrglaube nicht zu beseitigen, das ISG, wie das Gelenk kurz genannt wird, sei steif und unbeweglich. Schon die Untersuchungstechnik, die während der medizinischen Ausbildung vermittelt wird, ist mangelhaft. Man lernt nämlich Folgendes: Die Hände des Arztes werden auf die Beckenkämme des stehenden Patienten gelegt. Mit unterschiedlichen Holzplättchen wird nun der Höhenunterschied, der zwischen den beiden Beckenkämmen entsteht, ausgeglichen. Es war bisher nicht bekannt, dass die vermeintliche Beinlängendifferenz nicht wirklich auf unterschiedlich langen Beinen, sondern auf einer Verschiebung im besagten Becken-Darmbein-Gelenk beruht.

Fehlhaltungen beim Sitzen, Fußfehlhaltungen, monotone Körperpositionen, aber auch Überlastung beispielsweise beim

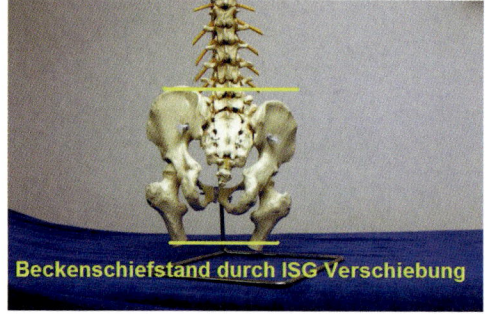

Beckenschiefstand durch ISG Verschiebung

Schon eine leichte Verschiebung des ISG kann zu einem statischen Ungleichgewicht von mehreren Zentimetern führen.

Sport können zu einer ISG-Blockade führen. Je nachdem wie stark die Beschwerden sind, müssen sie umgehend gelindert werden, damit keine Folgeerkrankungen durch Schonhaltung auftreten. Und das Gelenk muss in die richtige Position gebracht, die Blockade also gelöst werden. Als Arzt lernt man in der Ausbildung leider etwas anderes. Es heißt nämlich, dass eine Beinlängendifferenz von einem oder zwei Zentimetern zu ignorieren sind. Diese Differenz, so ist auch heute noch eine weit verbreitete Ansicht, wird vom Körper ohne Nachteil ausgeglichen. Um es ganz deutlich zu sagen: Dies ist *nicht* der Fall. Natürlich sucht sich der Körper einen Weg, um den Unterschied auszugleichen. Die Nachteile sind allerdings schmerzhaft spürbar. In welcher Form sie auftreten können, zeigt ein Beispiel aus meiner Praxis.

Überraschender Zusammenhang

»Schiefe Sportler« gibt es wie Sand am Meer. Aufgrund der Beschwerden kommen sie oft gar nicht darauf, dass sie ein Statikproblem haben könnten. Wie extrem die meisten Schmerzen jedoch genau davon abhängig sind, macht das Beispiel deutlich, das nicht aus der Welt des Sports stammt. Ein Kirchenmusiker litt lange Zeit unter einem Tinnitus, als er in meine Praxis kam. Eine Diskussion über die Bedeutung von Beinlängendifferenzen, bei der ich die gelernte Ansicht vertrat, dass man über zwei Zentimeter ruhig hinwegsehen könne, im Kopf, untersuchte ich den Patienten auf seine Statik hin. Dabei stellte ich eine Beinlängendifferenz von einem Zentimeter fest. Die Worte meines streitbaren Kollegen im Ohr, machte ich den Versuch, die Differenz durch Akupunktur auszugleichen.

GUT ZU WISSEN

Das Märchen von den unterschiedlich langen Beinen

Vorab eins: In meiner Praxis habe ich unter Tausenden von »schiefen« Patienten gerade einmal drei gesehen, die wirklich eine anatomische Beinlängendifferenz hatten. Der liebe Gott ist nicht böse und mutet der Hälfte seiner Geschöpfe zwei verschieden lange Beine zu. Vielmehr ist meist eine Schiefstellung im Bereich des ISG Auslöser. Wird sie beseitigt, passen plötzlich die Beine wieder zueinander.

Anschließend habe ich ihn getapet. Nach einer Woche war der Patient beschwerdefrei, die Ohrgeräusche waren verschwunden. Der Mann war hoch erfreut, wieder an der Orgel sitzen und sich voll auf die Musik konzentrieren zu können. Nach rund drei Jahren kam der Patient wieder in meine Sprechstunde. Er litt seit etwa einem Monat unter ausstrahlenden Hüftschmerzen und seit einer Woche auch wieder unter seinem Tinnitus. Schnell war klar: Dieser Patient ist wieder schief! Ich habe ihn von seinen Blockaden befreit und die Wirbelsäule, die Hüfte, sowie die Halsmuskulatur getapet. Die Hüftschmerzen waren damit sofort behoben, nach zwei Behandlungen war auch der Tinnitus wieder verschwunden. Dieses Beispiel macht sehr schön die Abhängigkeit der Beschwerden von der Statik deutlich. Ist der Patient schief, hat er Schmerzen. Ist er beschwerdefrei, ist mit Sicherheit die Statik ausgeglichen.

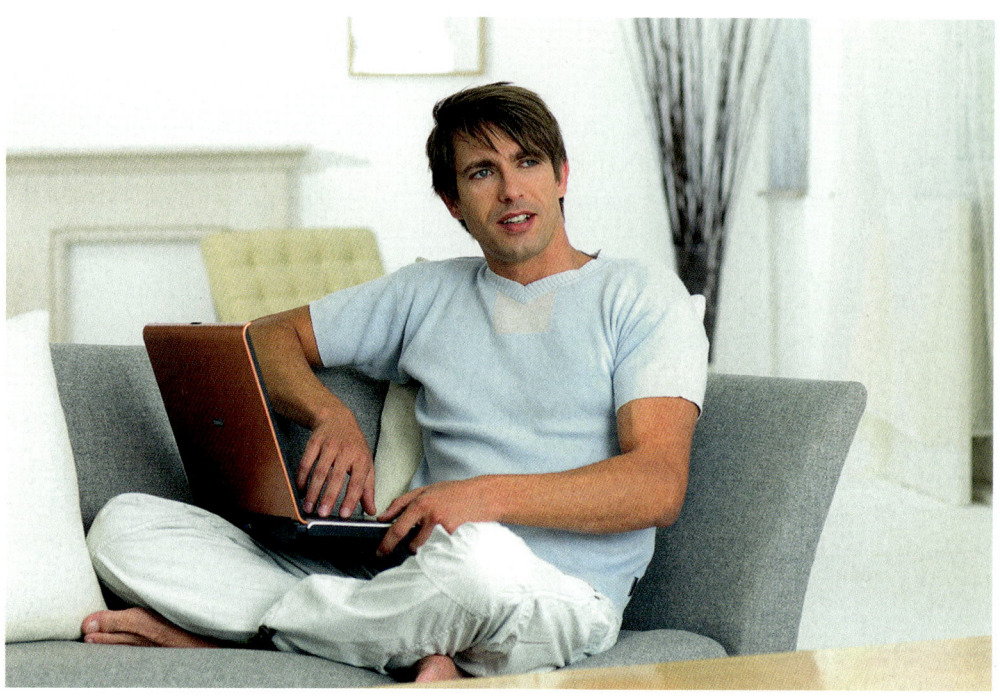

Gerade wenn es bequem sein soll, sitzen viele schief.

Das Atlasgelenk

Der Atlas ist der erste Halswirbel. Zusammen mit dem Axis bildet er das untere Kopfgelenk. Es ermöglicht Drehbewegungen des Kopfes nach beiden Seiten. Blockaden in diesem Bereich können zu verschiedenen Problemen führen, unter anderem zu heftigen Kopfschmerzen. Man halte sich nur vor Augen, wie sich die Halswirbelsäule verschiebt, wenn jemand ständig und mit rundem Rücken am Schreibtisch sitzt. Sehen Sie sich um, und Sie werden nicht nur feststellen, dass es in der heutigen Zeit extrem viele sitzende Tätigkeiten gibt, vom Schreibtisch-Job bis zum Fernsehen, sondern auch, dass die wenigsten gesund sitzen.

Die Muskeln stellen sich vor

Bisher haben Sie bestimmt oft zu hören bekommen, dass Ihre Gelenke Sie daran hindern, sportliche Höchstleistungen zu vollbringen bzw. überhaupt nur sportlich am Ball zu bleiben. In diesem Buch lesen Sie, dass die Muskulatur der Schlüssel zum Erfolg ist. In diesem Abschnitt sollen Sie Ihre Muskeln endlich besser kennenlernen.

Anatomie des Muskels

Im Körper eines jeden Menschen arbeiten ca. 639 Muskeln, von denen nur 5 unpaar sind. Alle anderen stehen einander in 317 Paarungen symmetrisch gegenüber.

Die Zellen des Muskelgewebes können elektrisch oder chemisch erregt werden, woraufhin sie sich verkürzen. Das Besondere an diesen Zellen: Sie können bis zu 20 Zentimeter lang sein. Darum bezeichnet man sie als Muskelfasern. Man unterscheidet nach Bau und Funktion drei Typen von Muskulatur: die glatte Muskulatur, die Herzmuskulatur und die quer gestreifte Skelettmuskulatur. Glattes Muskelgewebe finden wir vor allem in den Eingeweiden. Es ist zum Beispiel Bestandteil der Magenwand, der Gebärmutter oder auch der Blutgefäße. Selbstverständlich sollten Sie die glatten Muskeln ebenso wie die Herzmuskulatur schätzen, da diese für ein gesundes Leben unverzichtbar sind. Mehr noch. Beim Training verändern sich auch diese Muskeln. So kennen wir alle das Sportlerherz, das größer und schwerer ist, weil es sich den höheren Anforderungen angepasst hat. Dennoch interessiert Sie als sportlich aktiver Mensch hauptsächlich die quer gestreifte Skelettmuskulatur.

Die Aufgaben der Skelettmuskulatur hängen mit ihrer Fähigkeit zur Kontraktion und Erschlaffung zusammen. Damit gelingt es, das Knochengerüst aufrecht zu halten und zu bewegen. Über das Nervensystem kann der Mensch die Muskulatur in der Bewegung sparsam dosieren, wie beispielsweise beim langsamen Gehen oder sie überanstrengen, wie etwa beim Rennen. Das Nervensystem sorgt auch dafür, dass die

GUT ZU WISSEN

Ein paar Muskel(zahlen)-spielereien

Allein im Rücken verfügen Sie über 180 Muskeln, 124 sorgen dafür, dass die Beine laufen, springen, sich beugen oder strecken können. Noch stolze 98 Muskeln befinden sich in den Armen, 54 im Brust- und 53 im Kopfbereich. Der Hals besitzt 32 und der Bauch immerhin noch 15 Muskeln. Hätten Sie gedacht, dass allein die Eingeweide über 83 Muskeln verfügen? Allein das Skelettmuskulaturgewebe macht bis zu der Hälfte des gesamten Körpergewichts aus.

Muskulatur im Wachzustand andauernd unter einer leichten Anspannung gehalten wird. Man spricht hier vom Muskelgrundtonus. Dieser Tonus schließt keine aktive Bewegung ein, sondern erlaubt uns lediglich, ohne bewusste Anstrengung zu sitzen oder zu stehen.

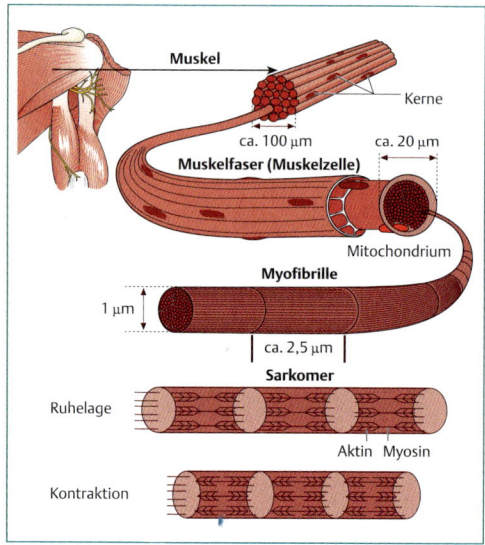

Jede Muskelfaser ist ein Wunderwerk an Struktur und Funktion.

GUT ZU WISSEN

Wenn der Muskeltonus versagt

Seit 1902 ist das Phänomen der Kataplexie bekannt. Darunter versteht man einen kurzzeitigen Verlust des Muskeltonus. Dieses Symptom tritt zum Beispiel im Krankheitsbild der Narkolepsie auf. Der Patient wird von plötzlichem und heftigem Schlafdrang befallen. Von einer Sekunde auf die andere können einzelne Muskelgruppen oder die gesamte Skelettmuskulatur ihre Grundspannung verlieren, sodass der Betroffene schlimmstenfalls in sich zusammenfällt. Das zeigt, dass die leichte Grundspannung der Muskulatur nicht vom menschlichen Willen gesteuert wird, aber sehr wohl von höchster Bedeutung ist.

Aufbau der quer gestreiften Muskulatur

Stellen Sie sich die Skelettmuskulatur wie ein kräftiges Tau vor. Es wurde bereits gesagt, dass eine Faser eine einzige Muskelzelle ist. Da diese aus mehreren Vorläuferzellen besteht, hat die quer gestreifte Muskelfaser mehrere Kerne, ist also eine riesige vielkernige Zelle. Als Hauptbestandteil enthält sie fadenförmige Strukturen, die sogenannten Myofibrillen oder auch Muskelfibrillen. Diese Funktionseinheiten, die parallel in Längsrichtung die Faser durchlaufen, ermöglichen der Zelle überhaupt erst die aktive Kontraktion.

Jede einzelne dieser Einheiten setzt sich wiederum aus Hunderten kleinster Proteineinheiten, den Sarkomeren, zusammen. Die typische Querstreifung entsteht durch die regelmäßige Zusammenlagerung der Proteine Aktin und Myosin. Das dicke Myosin erinnert, unter einem Mikroskop betrachtet, an einen Golfschläger. Die Schlägerköpfe legen sich an das Aktin an. Bekommt der Muskel nun Energie, so kippen die Köpfe um 40 Grad und gleiten an den Aktinfädchen vorbei. Dieser Vorgang bewirkt die Verkürzung des Muskels, sehr vereinfacht ausgedrückt.

Energieversorgung des Muskels

Sie sollen an dieser Stelle nicht mit zu viel Theorie gequält werden. Es ist aber wichtig, dass Sie für Ihre Muskeln etwas mehr Verständnis entwickeln, um sie pfleglich zu behandeln und gesund zu erhalten. Denn was nützt das beste Tape, wenn Sie Ihre Muskulatur dauerhaft vernachlässigen oder gar schädigen?

Wie eben kurz beschrieben, ist Energie nötig, um die Kontraktion auszulösen. Klar, Bewegung braucht Energie. Die wissenschaftliche Bezeichnung für diese Energie lautet Adenosintriphosphat, oder einfach ATP. Sie liegt in den Zellen bereits vor, reicht jedoch bei starker Beanspruchung nur für eine bis drei Kontraktionen. Selbst Ausdauerathleten oder trainierte Sprinter können die Depots nur um maximal 20 Prozent wachsen lassen. Damit die körperliche Aktivität weitergehen kann, zapft die Zelle dann nach einer festen Hierarchie unterschiedliche Energiequellen an. Die vom Blut gelieferten Nährstoffe, Kohlenhydrate und Fette, liefern zwar Energie. Diese ist jedoch chemisch gebunden. Erst durch Verbrennung steht der benötigte Treibstoff zur Verfügung.

GUT ZU WISSEN

Kleine Kraftwerke

Um aus Nährstoffen Energie zu beziehen, werden diese verbrannt. Das geschieht in dafür vorgesehenen Zellorganen, den Mitochondrien. Sie sind in jeder Muskelzelle vorhanden.

Aerob oder anaerob?

Zusammengefasst läuft die Energiebereitstellung für Muskelaktivitäten so ab: Zunächst wird das ATP-Depot der Zelle genutzt. Dann greift der Organismus auf einen Zwischenspeicher zurück, der allerdings auch nur für einige Sekunden reicht. Alles was darüber hinausgeht, benötigt die Verbrennung von Traubenzucker oder Fettsäuren unter Zuhilfenahme von Sauerstoff. Bringt das Blut ausreichend Sauerstoff mit, liegt ein aerober Stoffwechselvorgang vor. Kohlenhydrate und Fettsäuren werden zu Kohlendioxid abgebaut. Der dabei freigesetzte Wasserstoff wird zu Wasser verbrannt und die gewonnene Energie im ATP gespeichert. Benötigt die Muskulatur mehr Treibstoff, als auf aerobem Weg herbeigeschafft werden kann, setzt der anae-

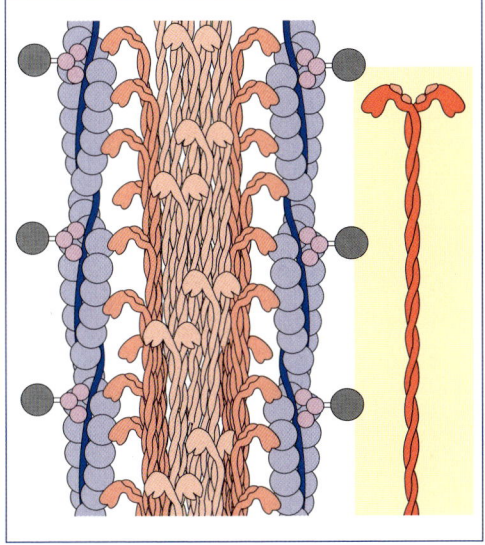

Myosinstränge, hier braun dargestellt, sind im Muskel zwischen Aktinsträngen, blau gezeichnet, eingebettet.

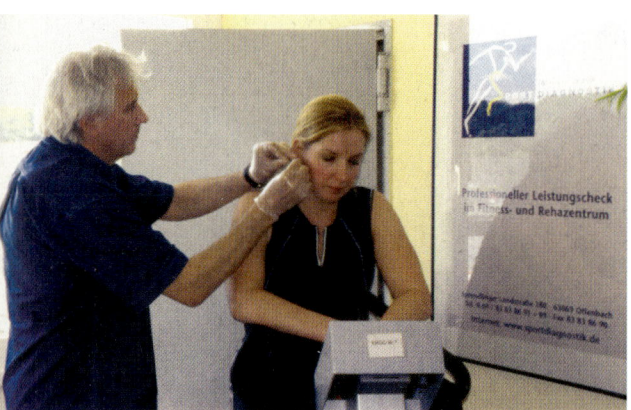

Viele Sportler lassen regelmäßig ihren Laktat-
wert messen.

robe Stoffwechsel ein. Die Zellen gewinnen
dabei ATP, indem sie Glukose, also Traubenzucker, über mehrere Zwischenstufen
in das Abfallprodukt Milchsäure (Laktat)
verwandeln. Die Säure reichert sich in den
Muskeln und schließlich auch im Blut an.
Die Folge: Der Organismus wird buchstäb-
lich sauer, im Stoffwechsel unentbehrliche
Enzyme werden gehemmt, der Sportler
bekommt »schwere Beine«.

Hier hilft Medi-Taping, weil mit dieser
Therapie die Durchblutung bei jeder Be-
wegung erhöht wird und es nicht zur
Übersäuerung kommen kann.

Fasertypen des Skelettmuskels

Früher hat man die Muskelfasern einfach
in weiße und rote aufgeteilt. Die meisten
Muskeln bestehen jedoch aus beiden Faser-
arten. Für Sie als Sportler ist die heute übli-
che Einteilung in drei Typen interessant.

Die weißen Muskelfasern heißen inzwischen FT-Fasern (fast twitch; engl. =

schnell zuckend). Sie kontraktieren schnell
und kräftig, müssen sich allerdings auch
wieder regenerieren. Wie Sie sich denken
können, werden diese Fasern bei Kraft-
sport- und bei Schnellkraftsportarten gebraucht. Die Energiegewinnung geschieht
dabei fast immer anaerob, es wird also
mehr Energie umgesetzt, als in der kurzen Zeitspanne Sauerstoff zu Verfügung
steht. Entsprechend sind die Strukturen,
die für die komplette Zuckerverbrennung
mit Sauerstoff nötig sind, nicht in so aus-
geprägter Menge und Form vorhanden.
Daher erscheint sie heller, man nennt sie
deshalb weiße Muskulatur. Speziell trai-
niert wird sie beispielsweise bei schnellen
Ballspielen mit ständig wechselnder Situation. Wer über viele gut trainierte weiße
Fasern verfügt, ist bei plötzlicher Gefahr
im Vorteil. Gleichzeitig ist er aber immer
der Gefahr ausgesetzt, seine Gesundheit
durch seinen Übereifer zu gefährden.

Die roten Muskelfasern, ST-Fasern (slow
twitch = langsam zuckend) kontraktieren
zwar eher langsam, ermüden allerdings
auch weniger schnell und sind deshalb

GUT ZU WISSEN

Dehnen oder Stärken?

Als Faustregel für Ihre regelmäßige Muskelpflege können Sie sich merken: ST-
Fasern neigen zur Verkürzung, wollen
also gezielt gedehnt werden. FT-Fasern
dagegen neigen zur Abschwächung und
müssen daher gestärkt werden. Da aber
auch die Funktion des Muskels im Alltag
eine Rolle spielt, sollten Sie diese Regel
nicht zu streng auslegen, sondern nur
als Richtlinie ansehen.

bei Ausdauersportarten bedeutend. Wir finden sie erwartungsgemäß beim Marathonläufer vermehrt. Durch die besondere Ausstattung kann so lange Energie erzeugt werden, bis der Zuckervorrat zur Neige geht. Der Marathonläufer muss daher auch während des Wettkampfes Zucker zu sich nehmen, um die Energiegewinnung konstant zu halten.

Neben den Mitochondrien, den kleinen Verbrennungsöfen, gibt es vor allem auch Sauerstoff speichernde Teilchen, das Myoglobin, in weit höherer Konzentration, als es bei den FT-Fasern der Fall ist. Das Myoglobin ist dem Hämoglobin des Blutes ähnlich. Da es rot ist, nennt man diese Muskulatur rote Muskelfaser.

Es gibt noch den Intermediärtyp, einen Untertypen der schnell zuckenden Faser. Ist es erforderlich, unterstützt er die schnelle Aktion, bei langem Ausdauertraining zeigt er aber ein Verhalten wie die langsam zuckende, die ST-Faser. Betrachten Sie diesen Zwischentyp als Joker. Wie jede Zelle, kann er sich den Anforderungen anpassen, die an ihn gestellt werden. Das heißt, bei viel

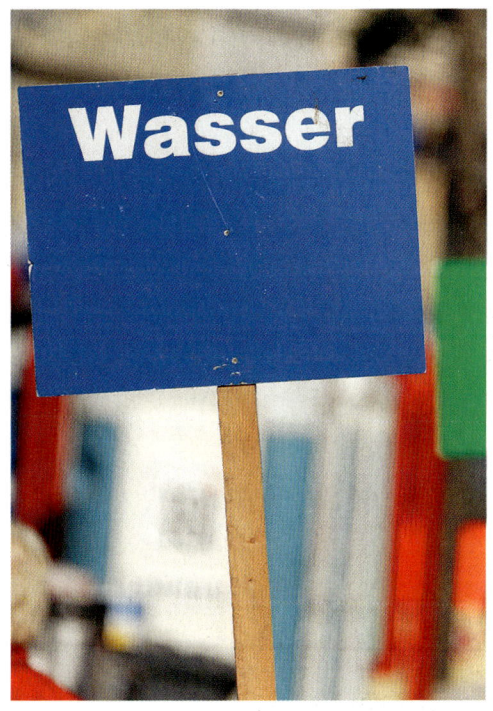

Ohne Verpflegungsstände und Trinkflaschen käme kein Marathonläufer ins Ziel.

Schnellkrafttraining tendiert die Intermediärfaser zur FT-Faser, bei anhaltenden Ausdauerleistungen werden die langsam zuckenden Eigenschaften aktiviert.

GUT ZU WISSEN

Den Grundstein legen

Gerade junge Sportler bzw. Trainer von Nachwuchssportlern sollten das Wissen um die Intermediärfaser in ihre Pläne einbauen. Es gilt:

- Frühes einseitiges Ausdauertraining schädigt nachhaltig die Schnellkraftleistung.
- Wer mit Schnellkrafttraining beginnt, kann aber auch später noch anständige Ausdauerleistungen erbringen.

- Gerade in jungen Jahren ist ein ausgewogenes Training sinnvoll, das die schnellen und langsamen Fasertypen ausbildet. Selbst wenn die sportliche Zielsetzung feststeht, sollte immer ein Minimum des anderen Bereichs Raum im Training finden.

Optimale Muskelpflege

Die Muskeln sind das Hauptkapital des Sportlers. Dehnen ist das Wichtigste, was Sie für Ihre Muskulatur, aber auch Bänder, Sehnen und Gelenke tun können. Am besten hängen Sie an jede sportliche Einheit, die Sie absolvieren, noch ein kleines Dehnprogramm an. Auch die Kräftigung einiger Muskelpartien darf nicht zu kurz kommen. Wie schon gesagt, hängt die Entscheidung, welcher Muskel gedehnt, welcher gestärkt werden soll, davon ab, wie Sie sich hauptsächlich bewegen. Nicht der Muskelaufbau ist letztlich entscheidend, sondern die Aufgabe, die der Muskel überwiegend hat.

Das Rundum-Programm

Auf den nächsten Seiten finden Sie Anleitungen für Dehnungen und Kräftigungsübungen der wichtigsten Körperbereiche. Wenn Sie die mindestens dreimal wöchentlich durchführen, haben Sie viel für die Pflege Ihrer Muskulatur getan. Ganz wichtig: Wärmen Sie sich immer vorher auf. Kalte Muskeln sind verletzungsanfällig. Machen Sie die Übungen doch einfach nach Ihrem üblichen Sportprogramm.

Dehnen

Gehen Sie langsam und ohne Federn in jede Dehnung und halten diese etwa 20 bis 30 Sekunden. Gehen Sie bis an die Schmerzgrenze, sonst bringt es nichts, aber niemals darüber hinaus. Die Muskeln, in denen die Dehnung zu spüren sein soll, werden jeweils in der Überschrift benannt. Atmen nicht vergessen.

Die hinteren Nackenmuskeln

Setzen Sie sich aufrecht auf einen Stuhl, die Füße stehen leicht geöffnet auf dem Boden. Machen Sie sich ganz gerade. Legen Sie die Hände gefaltet an den Hinterkopf und senken den Kopf leicht. Drücken Sie den Kopf vorsichtig weiter nach unten, das Kinn zur Brust, indem Sie die Ellenbogen ein ganz kleines Stück Richtung Boden schieben. Mit dem Hinterkopf pressen Sie sanft gegen die Hände.

Die seitlichen Nackenmuskeln

Gleiche Ausgangshaltung. Ziehen Sie das Kinn zur Brust, ohne den Kopf zu beugen. Kippen Sie den Kopf dann langsam nach links. Er dreht sich nicht, sondern das Ohr wandert nur zur Schulter. Strecken Sie dann den rechten Arm, als ob Sie mit den Fingerspitzen den Boden berühren wollten. Anschließend zur anderen Seite wiederholen.

Die Rückenmuskeln

Stellen Sie sich aufrecht hin, die Beine sind mehr als hüftbreit geöffnet. Heben Sie zuerst den linken Arm nach oben und beugen sich zur rechten Seite. Der rechte Arm gleitet dabei an der Körperseite herab. Den Oberkörper nicht verdrehen, sondern nur seitlich kippen. Langsam aufrichten, Arm wechseln und zur anderen Seite dehnen.

Nehmen Sie wieder die Grundhaltung ein und falten die Hände hinter dem Körper. Beugen Sie jetzt den Oberkörper gerade vor, ohne den Rücken rund zu machen. Wenn es nicht weitergeht, heben Sie die Arme möglichst weit vom Rücken weg, bis Sie deutlichen Zug spüren.

Die Brustmuskeln

Nehmen Sie ein Handtuch und rollen es zusammen. Stellen Sie sich aufrecht hin und halten es über den Kopf. Es sollte lang genug sein, dass die Hände über den Ellenbogen stehen.

Führen Sie das Handtuch langsam nach hinten und dann zusätzlich abwechselnd nach oben

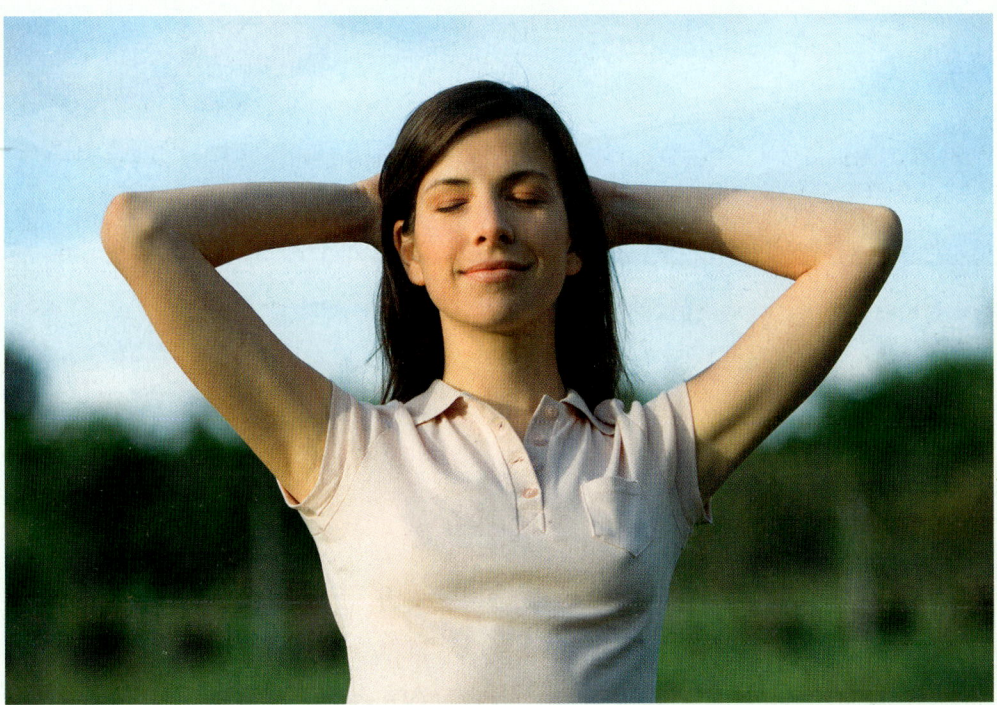

Zwischen den einzelnen Übungen bitte entspannen und tief durchatmen.

und unten. Das Handtuch dabei ein wenig auseinanderziehen. Achtung: Die Schultern bleiben unten, der Bauch ist angespannt, um ein Hohlkreuz zu vermeiden.

Die vorderen Oberschenkelmuskeln

Gerade stehende Ausgangshaltung. Beugen Sie das rechte Knie ganz leicht, winkeln das linke an und greifen mit der linken Hand den linken Fußrücken. Das Knie zeigt zum Boden, der Oberschenkel steht senkrecht. Drücken Sie jetzt den linken Oberschenkel gegen die Kraft der Hand nach vorn. Absetzen und Seite wechseln.

Die hinteren Oberschenkelmuskeln

Stellen Sie sich vor einen Hocker und legen die linke Ferse darauf ab. Das linke Knie ist leicht gebeugt. Neigen Sie nun den Oberkörper mit geradem Rücken nach vorn. Jetzt das linke Knie so weit durchdrücken, wie es Ihnen möglich ist. Halten, Bein wechseln und das rechte Bein dehnen.

Die inneren Oberschenkelmuskeln

Nehmen Sie eine ähnliche Haltung wie beim Schneidersitz ein und legen die Fußsohlen aneinander. Der Rücken ist gerade. Drücken Sie die Knie in Richtung Boden. Je weiter Sie die Füße zum Körper ziehen, desto stärker die Dehnung.

Die Wadenmuskeln

Machen Sie einen weiten Ausfallschritt nach hinten. Bringen Sie dann die Ferse des hinteren Beins langsam zum Boden. Auch hier nach etwa einer halben Minute wechseln und die andere Seite dehnen.

Stärken

Alle Übungen sollen kraftvoll und kontrolliert durchgeführt werden. Atmen Sie immer ruhig und gleichmäßig weiter und verzichten Sie auf hastige oder ruckartige Bewegungen. Die Körperhaltung ist sehr wichtig. Es empfiehlt sich, wenigstens eine Zeit an einem Gymnastikprogramm mit Trainer teilzunehmen, der die Ausführung gegebenenfalls korrigieren kann. Denken Sie auch daran, dass Ihr Übungsniveau Ihrem persönlichen Leistungsstand entsprechen und allmählich gesteigert werden soll. Anfänger starten mit drei Serien zu je fünf Wiederholungen. Erhöhen Sie die Zahl der Wiederholungen auf zehn bis später fünfzehn.

Die Bauchmuskeln

Legen Sie sich auf eine Gymnastikmatte und stellen Sie die Fersen auf. Po- und Bauchmuskeln anspannen und den Kopf und die Schultern von der Matte abheben. Die unteren Winkel der Schulterblätter bleiben am Boden! Kurz halten und dann wieder senken, ohne den Kopf abzulegen. Erst nach fünf Wiederholungen ruhen Sie kurz aus. Wenn Sie Nackenprobleme haben, dürfen Sie den Kopf in die Hände legen.

Diese halten lediglich das Gewicht, ohne Zug nach oben auszuüben.

Um die schrägen Bauchmuskeln zu kräftigen, legen Sie aus Ihrer Ausgangshaltung den rechten Fuß über das linke aufgestellte Knie. Der rechte Arm liegt neben dem Körper, die rechte Hand hinter dem Kopf. Heben Sie nur das linke Schulterblatt in Richtung rechten Fuß. Nach fünf Wiederholungen ist die andere Seite dran.

Die Rückenmuskeln

Legen Sie sich ausgestreckt auf den Bauch, die Hände hinter dem Kopf verschränkt. Spannen Sie Bauch, Po und Rücken und heben Sie den Oberkörper an. Die Spitze des Brustbeins behält Bodenkontakt. Wieder absenken, ohne die Schultern abzulegen. Erst nach Ihrer Anzahl von Wiederholungen legen Sie den Oberkörper hin und entspannen.

Gehen Sie in den Vierfüßlerstand, der Rücken ist gerade. Strecken Sie jetzt den rechten Arm nach vorn und drehen ihn so, dass der Daumen nach oben zeigt. Der Hals ist die Verlängerung

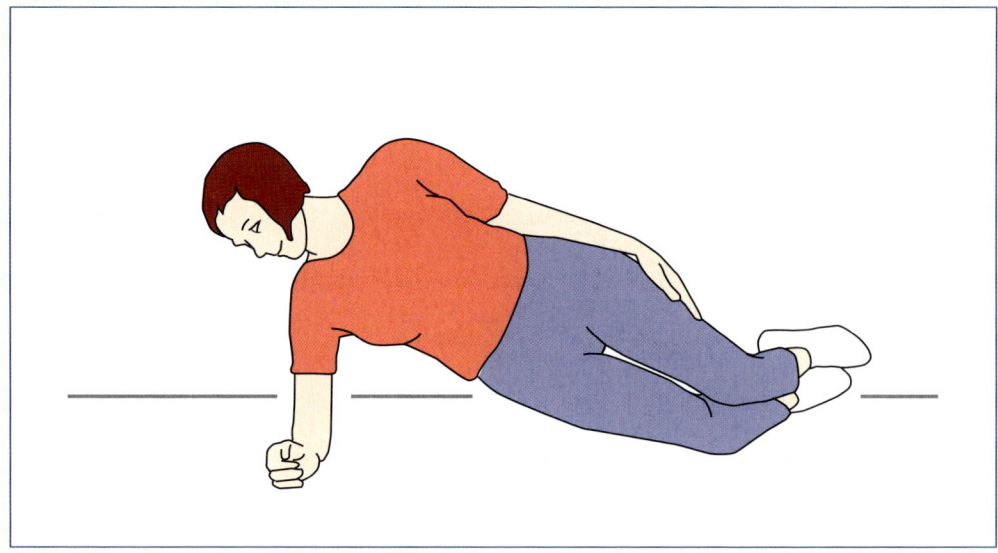

Einsteiger winkeln beide Beine an und halten zunächst nur das eigene Körpergewicht.

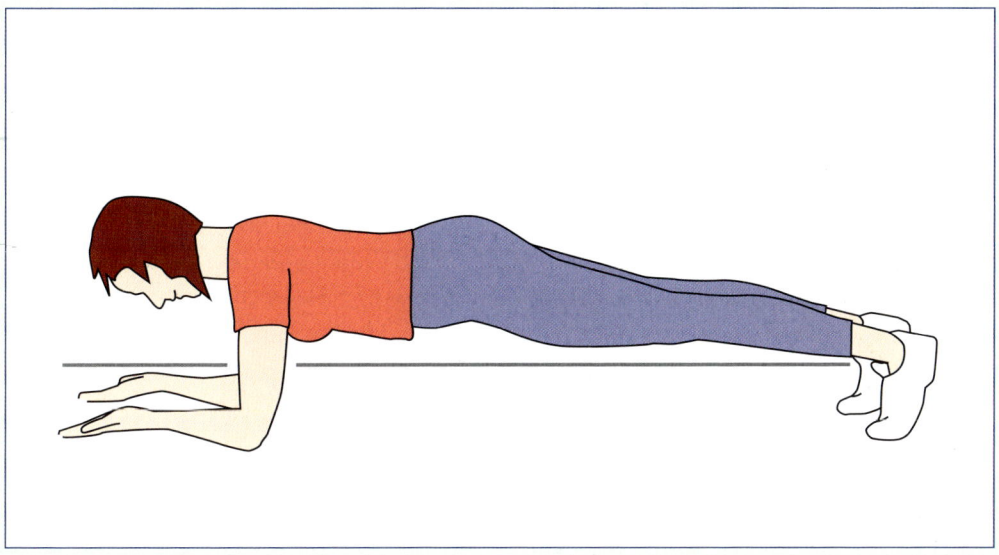

Das Gewicht ruht auf Unterarmen und Zehen. Achten Sie auf eine ruhige Atmung.

des Rückens. Ziehen Sie weder das Kinn zur Brust noch sollen Sie den Kopf in den Nacken legen. Einige Sekunden halten, absetzen und den linken Arm strecken. Bei dieser Übung steigern Sie nicht die Anzahl von Wiederholungen pro Serie, sondern die Dauer, die Sie die Position halten können.

Die seitliche Muskelkette
Legen Sie sich auf die Seite und winkeln den unteren Unterschenkel im Winkel von 90 Grad nach hinten. Stützen Sie sich auf den Ellenbogen. Er befindet sich genau unter dem Schultergelenk. Spannen Sie den gesamten Körper an, vor allem Po, Bauch und Oberschenkel. Heben Sie jetzt das Becken vom Boden und strecken das obere Bein in die Waagerechte.

Gesamte Muskulatur
Die abschließende Übung in mehreren Varianten kräftigt so ziemlich alle Muskelgruppen gut. Gehen Sie zunächst in den Vierfüßler-

stand und stützen Sie sich auf die Unterarme, die Füße sind aufgestellt, die Zehen drücken in die Matte. Heben Sie die Knie nur einen oder zwei Zentimeter von der Unterlage und halten Sie die Position. Achten Sie darauf, dass der Rücken gerade bleibt. Sie helfen sich, wenn Sie Po und Bauch fest anspannen.

In der Variante legen Sie sich auf den Bauch, stellen aber die Fußspitzen auf und stützen den Oberkörper auf die Unterarme. Knie- und Hüftgelenke sind minimal gebeugt. Heben Sie unter kompletter Körperspannung den Körper vom Boden und halten Sie ihn völlig gerade kurz in der Luft.

Fortgeschrittene können aus der soeben beschriebenen Position zusätzlich im Wechsel die Beine kurz anheben und nach oben strecken. Einige Sekunden halten, Bein wechseln, halten, wieder wechseln und schließlich ablegen und entspannen.

Kampf dem Muskelkater

Unter Muskelkater (DOMS engl. delayed muscle soreness) versteht man einen verzögerten Muskelschmerz, der frühestens nach einigen Stunden eintritt und bis zu einer Woche anhalten kann. Meistens tritt er auf, wenn Sie sich ungewohnte oder besonders intensive muskuläre Belastungen zugemutet haben. Die Muskeln schwellen an, sind steif und hart, kraftlos und druckempfindlich. Ursache ist neben winzigen Schäden an den Muskelzellen und massiver Milchsäurebelastung die Ausbeutung der muskulären Energievorräte. Das Anschwellen des betroffenen Gewebes geht mit erhöhtem Gewebsdruck einher. Diese beiden Aspekte dürften den jedem Sportler bekannten Schmerz auslösen. Eine Mangeldurchblutung als Ödemfolge könnte den Schmerz verstärken, wie schon Sportmediziner Professor Dr. Dieter Böning festgestellt hat. Aufgrund der Beschwerden kommt es zu einer Verspannung und Muskelhärte, was die Durchblutung weiter bremst. Der Schmerz wächst. Ein Teufelskreis, der auch, so Böning, erklärt, warum Muskelkater erst mit Verzögerung so richtig zuschlägt. Bisher hilft nachweislich kein Medikament gegen Muskelkater. Sie können nur aktiv gegen das Ziehen und Pochen angehen, indem Sie die Spannung lösen und die Durchblutung ankurbeln. Sie erreichen das mit vorsichtigem Dehnen und leichter Bewegung. Oder mit dem Medi-Tape, das, wie Sie inzwischen wissen, mäßigen Zug auf die Muskulatur ausübt und gleichzeitig die Durchblutung fördert.

Geben Sie dem Muskelkater keine Chance

Wir haben Berichte von Mehrkampfsportlern, aber vor allem von Marathonläufern, die nach dem Wettkampf keinerlei Beschwerden hatten, weil sie vorher getapet wurden. Woran liegt das? Die Vermutung liegt nahe, dass der Muskel während der sportlichen Belastung nicht einseitig gefordert, sondern sanft wechselnden Reizen ausgesetzt ist, die aus der Bewegung selbst und durch die Stimulierung mit dem Klebeband erreicht werden. Außerdem werden die Zellen permanent besser mit Nährstoffen versorgt, da schon während des Wettkampfes die Durchblutung vom Tape gesteigert ist. Probieren Sie es aus! Sie können nichts verlieren. Statt dessen stabilisieren Sie Ihre Muskeln und unterstützen sie bei ihrer Arbeit. Und Sie haben gute Chancen, dem Muskelkater aus dem Weg zu gehen.

Sport muss sein

»No Sports« – kaum ein anderes geflügeltes Wort wie das des britischen Staatsmannes Winston Churchill (1874 – 1965) wird so gern von Sportmuffeln zitiert. Die wenigsten von ihnen wissen, dass der junge Churchill ein sportliches Multitalent war, das gute Erfolge im Reiten, Fechten, Schwimmen und im Boxring feierte.

Für Bewegung gemacht

Nur durch Bewegung ist der Mensch vom Vierbeiner zum Zweibeiner geworden. Möglich, dass es unsere Spezies nicht mehr geben würde, wenn dies nicht geschehen wäre. Ganz sicher ist, dass wir als Zweibeiner einfach schneller waren, wenn es darum ging, Feinde in der Steppe früh zu erkennen und vor ihnen zu fliehen oder Opfer zu jagen. Bis vor etwa hundert Jahren musste sich der Mensch Tag für Tag ausgiebig bewegen, um zu überleben.

Seit der Erfindung des Autos und mit zunehmender Industrialisierung bewegen wir uns immer weniger. Mit schlimmen Folgen vor allem für die Kinder. Schon in jungen Jahren landen sie mit Haltungsschäden in der Praxis. Welche Auswirkung das hat, haben Sie am Anfang des Kapitels gelesen.

Wohin mit dem Stress?

Stress ist ein Schlagwort unserer Zeit. Die Stressreaktionen, die der Körper durchmacht, stammen allerdings aus den frühen Tagen der Menschheit, als es noch in freier Wildbahn als Jäger und Sammler zu überleben galt. Bei Stress, was damals noch Gefahr oder die Aussicht auf gute Beute bedeutete, schüttet der Körper Hormone wie beispielsweise das Cortisol aus. Die sorgen dafür, dass die Reaktionsfähigkeit gesteigert, das Schmerzempfinden gesenkt und die Durchblutung der Muskulatur erhöht wird. Das versetzte unsere Vorfahren in

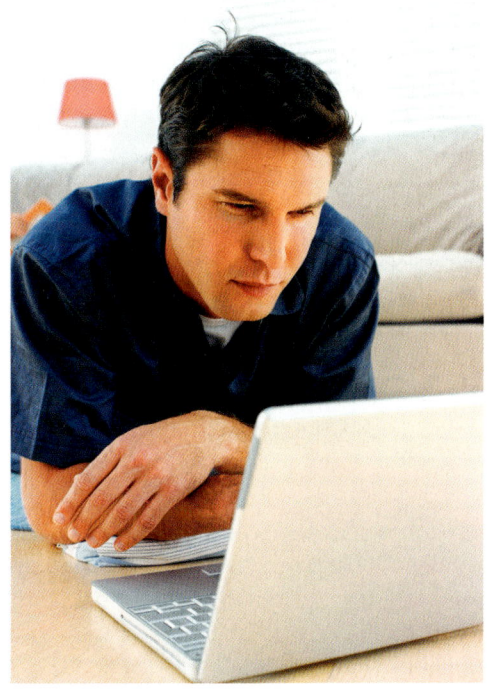

Typischer Computerfehler: Schlechte Haltung, zu wenig Bewegung!

die Lage, sich rasch in Sicherheit zu bringen oder das Opfertier zu hetzen und zur Strecke zu bringen. Setzt Ihr Chef Sie heutzutage unter Druck, drängt Sie jemand, eine Aufgabe möglichst umgehend zu erledigen, geraten Sie ebenfalls unter Stress. Mit allen klassischen Symptomen. Sie laufen indes nicht weg und greifen auch nicht an. Sollten Sie aber. Fühlen Sie sich jetzt bitte nicht ermuntert, Personen niederzustrecken, die Ihnen Stress bereiten. Die Aufforderung lautet vielmehr: Reagieren Sie sich körperlich ab. Die Natur hat es so eingerichtet, dass der Körper durch Aktivität die Stresshormone wieder abbaut. Fällt die aus, leidet auf lange Sicht das Immunsystem, Muskeln bleiben dauerhaft angespannt und nehmen Schaden.

Schon Kinder und Jugendliche sind heutzutage mehr denn je emotionalem Stress ausgesetzt, der nicht durch Bewegung aufgefangen und ausgeglichen wird. Im Gegenteil: Spannende und körperlich aufregende Computerspiele verstärken die

> **GUT ZU WISSEN**
>
> ### Toben Sie sich aus!
>
> An stressigen Tagen haben wir oft das Gefühl, nur noch gemütlich auf unserem Sofa liegen zu können. Für mehr scheint die Kraft zu fehlen. Irrtum. Schwingen Sie sich gerade nach einem Tag voller Hektik und Anspannung auf Ihr Rad, gehen Sie schwimmen oder schnüren Sie den Laufschuh. Damit stärken Sie Herz, Kreislauf und die körpereigene Abwehr. Und Sie werden sich wesentlich zufriedener und ausgeglichener fühlen, weil Bewegung Glückshormone produziert!

Stresssymptome. Die Muskulatur wird statisch verspannt, Kopfschmerzen nehmen bei Kindern stark zu. Man kann sagen: Sie nehmen im gleichen Maß zu, wie die Mitgliederzahlen der Sportvereine abnehmen. Stellen Sie sich bitte vor: Schon Kinder, die als Patienten in den Arztpraxen zunehmen, sind schief.

Warum es ohne Sport nicht geht

Sie gehören zu den bewegten Menschen, die sich ein Leben ohne Ballspiele, Runden im Pool oder durch den Wald nicht vorstellen können. Aber auch Sie kommen vielleicht einmal an den Punkt, an dem der innere Schweinehund einfach stärker ist. Das Wetter ist schlecht, Sie haben zu viel zu tun – Ausreden gibt es viele. Und Ihr Körper wird Ihnen nicht sofort die rote Karte zeigen, wenn Sie ihn regelmäßig auf dem Sessel parken, statt ihn zum Beispiel auf den Tennisplatz zu stellen. Hier sehen

Sie auf einen Blick, welche Nachteile Sie sich auf lange Sicht einhandeln, wenn Sie zum No-Sportler werden.

Im Bereich der Muskeln

Sie haben es schon gelesen: Die Muskeln sorgen für eine gesunde aufrechte Haltung und einen stabilen Knochenapparat. Schon ab dem 30. Lebensjahr nimmt Muskelmasse hormonell bedingt ab. Regelmäßiges Training arbeitet gegen diesen Trend, faules Nichtstun arbeitet ihm in die Hände und öffnet Arthrose und Osteoporose Tür und Tor. Und: Muskelfleisch verbraucht mehr Energie als Fettmasse.

Je weniger Muskeln Sie haben, desto größer ist das Risiko, Übergewicht zu bekommen. Mit belastenden Folgen für den gesamten Organismus.

Im Bereich der Gelenke und Knochen

Je stärker die Muskulatur, desto mehr Last kann sie den Knochen und Gelenken abnehmen. Bewegung tut den Scharnieren aber auch ganz direkt gut. Sie sorgt nämlich erst dafür, dass die Gelenkschmiere, eine Flüssigkeit mit wichtigen Nährstoffen, an die Stellen gelangt, an denen sie gebraucht wird. Wird ein Gelenk nicht bewegt, verhungert es gewissermaßen. Das kann so weit gehen, dass der Knorpel vollständig verschwindet, die Knochen ungeschützt aneinanderreiben. Schmerzhafte Entzündungen und eine eingeschränkte Beweglichkeit sind die Folgen.

Im Bereich der Sauerstoffversorgung

Holen Sie einmal tief Luft! Sauerstoff, Stickstoff und andere Gase dringen dabei in Ihre Lungen ein, genauer gesagt, in die Lungenbläschen. Die Elastizität dieser Bläschen nimmt mit zunehmendem Alter ab. Die Folge ist eine verminderte Versorgung mit Sauerstoff des gesamten Organismus. Moderates regelmäßiges Ausdauertraining dagegen lässt Lungenbläschen wachsen.

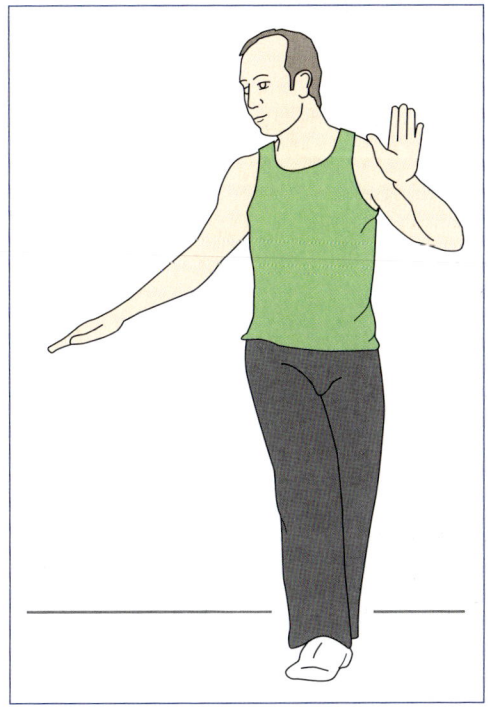

Sie müssen kein Muskelprotz sein. Besser sind gute Proportionen, wie zum Beispiel bei einem Tänzer.

Im Bereich des Herzens

Sportler, gemeint sind diejenigen, bei denen ein gesundes Maß körperlicher Betätigung seit Jahren zum Alltag gehört, haben oft ein großes Herz. Und zwar nicht nur im übertragenen Sinne. Ihr Motor hat mehr Umfang, stärkeres Muskelgewebe und erweiterte Kammern und Gefäße. Das führt dazu, dass er mehr Blut pro Schlag befördert als der Motor eines Sesselhockers. Mehr Blut bedeutet weniger Schläge, die notwendig sind. Das wiederum beschert dem Organ eine längere Lebensdauer. Trainieren Sie Ihr Herz nicht durch Laufen, Radeln & Co., erhöhen Sie Ihr Risiko einer Herzschwäche oder gar eines Infarktes.

Im Bereich der Gefäße

Etwa die Hälfte aller Todesfälle geht in Industrienationen schätzungsweise auf Gefäßerkrankungen im weitesten Sinne zurück. Kein Wunder. Nur wenn die Gefäße elastisch und offen sind, können benötigte Stoffe an ihre Einsatzorte gebracht, Abfall- oder Schadstoffe zuverlässig entsorgt werden. Natürlich entscheiden verschiedene Faktoren über den Zustand Ihrer Gefäße. Einen großen Teil davon haben Sie aber selbst in der Hand, denn Ernährung und Sport sind die besten vorbeugenden Maßnahmen gegen Gefäßerkrankungen. Radfahren aktiviert zum Beispiel hervorragend die Venen, die für den Rücktransport des Blutes zuständig sind, weil die Muskeln in diesem Bereich aufgebaut werden. Zweitens wird beim Sport Fett verbrannt, das sich nicht mehr in den Arterien oder Venen ablagern und diese verstopfen oder erstarren lassen kann. Sportler haben einen deutlich höheren Anteil an HDL, das als gutes Fett bezeichnet werden kann, im Vergleich zu Bewegungsmuffeln. Das schlechte Fett, LDL, können sie eher abbauen.

GUT ZU WISSEN

Nicht übertreiben, bitte!

Übertriebener Ehrgeiz ist im Sport ebenso fehl am Platz wie totale Faulheit. Gerade bei Profis ist häufig eine übertrainierte und damit verhärtete Muskulatur zu beobachten. Das erhöht das Verletzungsrisiko. Sport ist dann gesund, wenn er Körper und Geist nutzt und nicht schadet.

Goldene Regeln für Sportler

»Bei Muskelkater einfach weitermachen« oder: »Training taugt nur dann etwas, wenn es Muskelkater auslöst«. Im Internet und der Literatur finden sich noch immer derartige »Weisheiten«, die mit der Realität nichts zu tun haben. Genau wie der geschätzte Kollege Thomas Wessinghage, ehemaliger Spitzensportler und heute Facharzt für physikalische und rehabilitative Medizin und Chefarzt einer Reha-Klinik, will ich die größten Irrtümer des Sports gern beseitigen. Statt ihnen auf den Leim zu gehen, halten Sie sich lieber an folgende Regeln.

Mit sanftem Training zum Erfolg!

Die Annahme, beim Krafttraining müssen die Muskeln schmerzen, ist vollkommen falsch. Unsinn ist auch, so Wessinghage, dass maximale Anstrengung auch maximale Trainingsresultate bringe. Verabschieden Sie sich von dem Gedanken, sich für einen Traumkörper quälen zu müssen. Das Gegenteil ist der Fall: Nur sanftes Muskeltraining hält den Körper fit und gesund. Eine gleichbleibende Belastung wie beim Walking, Jogging, Radfahren oder Krafttraining mit mehr Wiederholungen und weniger Gewicht strafft die Muskeln und sorgt für lang anhaltenden Effekt.

Bei Muskelkater Pause machen!

Muskelkater entsteht durch winzige Verletzungen in den Muskelfasern, zum Beispiel durch Überlastung des untrainierten Muskels. Trainieren Sie trotz des Ziehens und Pochens weiter, kann das Gewebe vernarben und auf Dauer geschädigt werden. Zwei Tage Ruhe schaden nicht. Danach können Sie mit gutem Gewissen weitermachen.

Trainieren Sie mindestens 30 Minuten moderat!

Hartnäckig hält sich das Gerücht, die Fettverbrennung setze erst nach 20 Minuten ein. Das stimmt nicht. Auch Wessinghage sagt, schon nach etwa zwei Minuten setze beim lockeren Dauerlauf die Fettverbrennung ein, allerdings zunächst mit einem minimalen Anteil am gesamten Energieaufkommen. Nach einer halben Stunde wird bei richtiger Belastung hauptsächlich das Fett verbrannt und nicht nur die Kohlenhydrate. Was ist richtige Belastung? Sie kennen bestimmt die Faustregel: Wenn Sie sich beim Training noch unterhalten können, ist die Belastung nicht zu groß.

Haben Sie ruhig mal Sex vor dem Wettkampf!

Dass Sex vor dem entscheidenden Spiel oder Turnier schlecht für die Leistungsbereitschaft sei, ist auch so ein Irrtum. Eine Studie der Universität Genf zeigt, dass Sex keinen Einfluss auf die sportliche Leistungsfähigkeit hat. An der Untersuchung haben sowohl Mannschafts- als auch Ausdauersportler und Gewichtheber teilgenommen. Sie brauchen also nicht auf die

Liebe am Abend davor oder gar noch morgens zu verzichten. Zudem stärkt regelmäßiger Sex sogar das Immunsystem und ist gut für die Psyche.

Frauen, treibt Sport während der Menstruation!

Dass Frauen und Mädchen während der Menstruation lieber körperliche Aktivität meiden sollen, hat vielleicht noch der Sportlehrer in der Schule gedacht. Richtig ist: Sport fördert die Durchblutung der Muskeln, löst Verkrampfungen und entspannt. Nicht zu unterschätzen ist auch der psychologische Aspekt: Körperliche Betätigung hebt die Stimmung, der Schmerz im Unterleib ist vergessen. Mein Rat: Lieber eine Runde walken, als mit der Wärmflasche auf dem Sofa zu liegen.

Essen Sie ruhig!

Vielfach ist noch die Warnung zu hören, man solle zwei Stunden nach dem Sport nichts essen. Grund für den Mythos ist, dass die Fettverbrennung noch zwei Stunden nach dem Training auf Hochtouren läuft. Daran ändern Sie aber auch nichts, wenn Sie in dieser Zeit etwas essen oder trinken. Also: Erst abrackern, dann hungern – das muss nicht sein!

Achten Sie auf den Salzverlust!

Wer viel schwitzt, soll viel trinken. Das ist nur ein Teil der Wahrheit. Wenn Sie bei extremen sportlichen Belastungen über den Schweiß viel Salz verlieren, kann eine starke Flüssigkeitszufuhr dem Körper auch schaden. Sportler sollen daher bei einem Rennen nicht zu viel trinken, rät die Deutsche Medizinische Wochenschrift. Durch den Salzverlust kann Natriummangel auftreten und sich dadurch Ödeme bilden. Das sind Flüssigkeitseinlagerungen, die im Gehirn, in der Lunge oder anderen Geweben entstehen können. Besonders gefährdet sind Menschen mit niedrigem Körpergewicht und Frauen. Achten Sie also darauf, nicht nur Flüssigkeit, sondern auch Natrium zu sich zu nehmen.

Quälen Sie sich nicht für einen Waschbrettbauch!

Männer neigen genetisch dazu, Übergewicht am Bauch anzusetzen. Daran ist so wenig zu ändern, wie an der Veranlagung vieler Frauen zur Orangenhaut und zum dicken Po. Stärken Sie trotzdem Ihre Bauchmuskeln, um die Rückenmuskulatur zu entlasten. Das schützt auch dann vor Rückenschmerzen, wenn es nicht zum sichtbaren Waschbrett reicht.

Gehen Sie am Stock!

Noch immer gibt es Schlaumeier, die Nordic Walking für eine leichte und damit wenig interessante oder effektive Sportart halten. Das stimmt so nicht. Das Gehen mit den Stöcken erfordert einen komplizierten Bewegungsablauf, der richtig gelernt sein will. Nur die korrekte Technik bringt auch den gewünschten gesundheitlichen Erfolg. Lassen Sie sich die am besten vom Profi zeigen und üben Sie mit Geduld die eigene Körperwahrnehmung. Dann können Sie diese sehr gesunde Sportart mit großem Nutzen bis ins Alter aktiv betreiben.

Bevorzugen Sie Ausdauersport!

Klar, Fußball, Handball oder auch Squash machen Spaß. Leider sind diese und viele andere Mannschaftssportarten aber auch gefährlich, da sie viele heftige und ruckartige Bewegungen verlangen. Außerdem haben Spiele wie Badminton oder Tennis zu lange Pausen zwischendurch und sind phasenweise wieder zu intensiv. Eine Trainingseinheit pro Woche reicht also nicht, um Sie fit zu halten, strapaziert aber die Gelenke. Besser für Kreislauf und Knochen ist die gleichmäßige Beanspruchung im Ausdauersport.

Nutzen Sie die Fitnessgeräte des Alltags!

Nicht alles, was von der Fitness-Industrie umfangreich beworben und teuer verkauft wird, hat auch einen hohen Nutzen. Bei Stepper, Laufband, Bauchroller und Co. beeindruckt die Technik oft mehr, als die Geräte wirklich leisten. Immerhin werden nur Bewegungen nachgeahmt, die jeder auch ganz einfach und noch dazu kostenlos in seinem Alltag machen könnte. Steigen Sie zum Beispiel bewusst Treppen, statt sich einen Stepper zu kaufen. Und laufen Sie in der freien Natur, wo die Luft viel besser ist als im stickigen Studio.

Proteine natürlich!

Liebäugeln Sie mit Proteinshakes, um Ihre Muskeln aufzubauen? Wahr ist: Als Sportler haben Sie tatsächlich einen erhöhten Eiweißbedarf. Gerade im Freizeitbereich kann der jedoch gut über die Nahrung

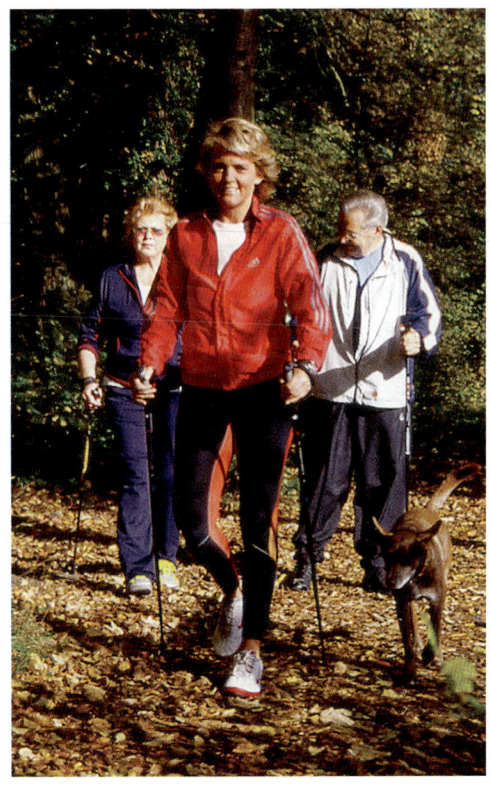

Nordic Walking ist perfektes Ausdauertraining für alle Altersgruppen.

abgedeckt werden. Meist wird der Bedarf jedoch überschätzt, teure Produkte sollen dann weiterhelfen. Als Faustregel gilt: Als gesunder Erwachsener benötigen Sie 0,8 Gramm Eiweiß je Kilogramm Körpergewicht am Tag. Kombinieren Sie auf Ihrem Teller pflanzliche und tierische Eiweißlieferanten. So können die verschiedenen Aminosäuren, die Bestandteile von Eiweiß, miteinander reagieren und optimal vom Körper verwertet werden. Gute Eiweißquellen sind Kartoffeln mit Eiern, Müsli mit Milch oder Vollkornbrot mit Käse.

Vorbeugung im Sport

Vielleicht haben Sie schon Handball- oder Volleyball-Profis gesehen, die zwei Finger mit einem Tape miteinander verklebt hatten. Das muss kein Zeichen für eine Verletzung sein, sondern kann als vor-beugende Maßnahme dienen. Nutzen Sie Medi-Taping, um Verletzungen zu vermei-den, Muskeln und Gelenke zu unterstützen und Ihre Leistung zu steigern.

Beschwerden gar nicht erst zulassen

Die häufigste Form der Prophylaxe fin-det statt, um bekannte Beschwerden, mit denen Sie bei der Ausübung Ihres Sports immer mal wieder zu tun hatten bzw. die einfach typisch für Ihre Sportart sind, im Vorwege zu vermeiden. So vielfältig wie die Sportarten und so unterschiedlich die Ausübenden, so umfangreich sind die Möglichkeiten, vorbeugend ein Tape zu nutzen. Allerdings gibt es natürlich einige Ausführungen, die sich besonders eignen.

Gegen Rückenschmerzen
Viele Ausdauersportler klagen nach Trai-ning oder Wettkampf über Rückenbe-schwerden. Läufer oder auch Fahrradfah-rer sind besonders häufig betroffen. Schuld können eine Verkrampfung oder selbstver-ständlich auch wieder eine Schiefstellung sein. Entspannen Sie die Rückenmusku-latur mit einem Wirbelsäulen-Tape. Sie kleben dafür entlang der Wirbelsäule und sternenförmig über dem Lendenbereich. (LWS-Stern-Sport-Tape, Anleitung s. S. 153)

Gegen Knieprobleme
Zieht es in den Knien, wenn Sie von einem Trainingslauf zurück sind? Oder haben Sie am Tag nach der sportlichen Belastung Schmerzen in den Kniegelenken, wenn Sie Treppen steigen? Generell sollten Sie na-türlich immer die Ursache herausfinden lassen und bekämpfen. Um aktiv zu bleiben und den Spaß am Sport nicht zu verlieren, tapen Sie am besten Ihre Knie schon vor-sorglich. Die Klebebänder werden im Bo-gen um die Kniescheibe herum angebracht (Knie-Sport-Tape, Anleitung s. S. 107)

Gegen Beschwerden der Wade
Bei den meisten Sportarten wird die Wade heftig beansprucht. Egal, ob Sie laufen, tanzen, radeln oder auch schwimmen, die Beine müssen dabei einiges leisten.

GUT ZU WISSEN

So können Sie noch vorbeugen

Stärken Sie den muskulären Halteappa-rat Ihrer Wirbelsäule mit Kräftigungs- und Dehnungsübungen. Auch Entspan-nungsübungen und Wärme können vor fiesen Rückenproblemen schützen.

GUT ZU WISSEN

So können Sie noch vorbeugen

Kräftigen Sie mit leichtem regelmäßi-
gem Training nicht nur die direkt betroffene Muskulatur, wie beispielsweise die
Kniestreckmuskulatur, sondern auch
die der Oberschenkel. Radfahren – auf
einem auf Ihre Größe eingestellten Rad
– eignet sich optimal.

Vielleicht haben sie es Ihnen schon mal
mit einem gemeinen Wadenkrampf quit-
tiert. Der tritt übrigens leider nicht nur im
Rahmen der Aktivität, sondern manchmal
auch mitten in der Nacht in Ruhestellung
auf. Grundsätzlich ist ein Krampf in der
Wade zwar unangenehm, aber selten ge-

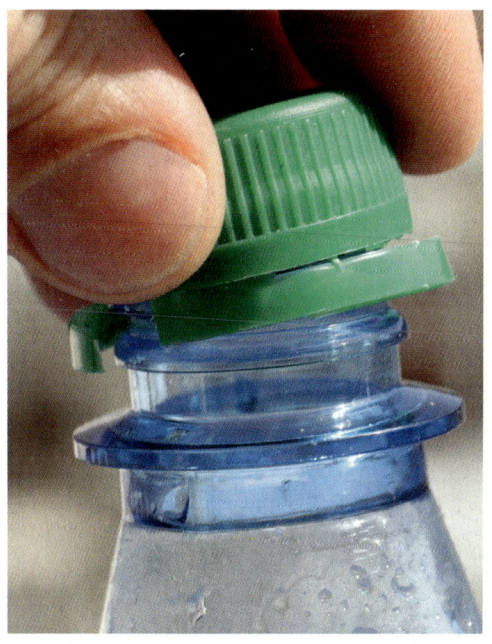

Es gibt auch viele Mineralwasser mit hohem
Magnesiumanteil.

GUT ZU WISSEN

So können Sie noch vorbeugen

Regelmäßiges Dehnen der betroffenen
Muskeln ist unbedingt empfehlenswert.
Machen Sie am besten mindestens dreimal pro Woche Gymnastik und dehnen
Sie vor und nach größerer Belastung.
Magnesium senkt die Krampfbereit-
schaft. Nehmen Sie viele Vollkornpro-
dukte, Haferflocken und Nüsse zu sich,
die diesen Mineralstoff enthalten. Rau-
chen verstärkt übrigens die Krampfnei-
gung.

fährlich. Sie können davon ausgehen, dass
zu 95 Prozent die Statik schuld ist. Auch
ein Muskelfaserriss ist meist ein statisches
Problem. Haben Sie häufig damit zu tun,
sollten Sie trotzdem Ursachenforschung
betreiben. Es könnte nämlich sein, dass
ein hoher Blutzuckerwert eine Rolle spielt.
Bekleben Sie Fuß und Wade vorbeugend
(Achillessehnen-Tape, Anleitung s. S. 120).
Dann wissen Sie auch sofort, ob ausnahms-
weise nicht die Statik Auslöser ist.

Verletzungen vermeiden

Generell gilt: Getapete Muskeln sind immer besser vor Verletzungen geschützt, als
sie es ohne das Klebeband wären. An dieser
Stelle soll daher lediglich ein Beispiel extra

vorgestellt werden, das einen besonderen
Schutz liefert. Es handelt sich um das Medi-
Tape für Fingergelenke, das bei allen Ball-
sportarten oder auch beim Klettern und

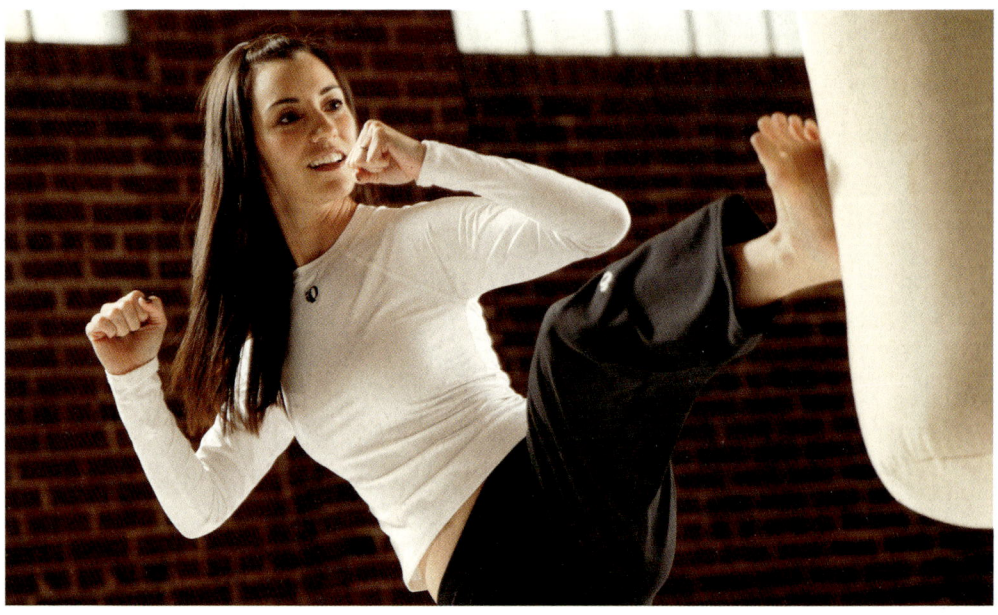

Auch Kampfsportler müssen auf ihre Finger aufpassen.

bei verschiedenen Kampfsportdisziplinen nützlich ist. Wie schnell ist das empfindliche Gelenk des kleinen Fingers gebrochen? Oder ein anderes böse gestaucht?

Umwickeln Sie die Gelenke des am meisten beanspruchten bzw. gefährdeten Fingers sowie des Nachbarfingers bzw. der beiden am stärksten eingesetzten Finger. Falls Sie Schmerzen in den Fingern haben, wählen Sie den am heftigsten betroffenen Finger und seinen schmerzfreien Nachbarn aus.

Wickeln Sie die Finger aneinander fest (Fingergelenks-Tape, Anleitung s. S. 135). Diese Methode ist übrigens nicht neu. Allerdings hat man früher starre Tapes verwendet. Das hat den deutlichen Nachteil, dass Sie Ihre Finger nicht so einsetzen können, wie es Ihr Sport erfordern würde. Erschwerend kommt hinzu, dass die Gefäße abgeklemmt werden können und es zu Durchblutungsstörungen kommen kann. Das verstärkt bestehende Beschwerden oder löst neue aus.

Leistung steigern

Wäre es nicht herrlich, mühelos einige Kilometer mehr zu schaffen, im Mannschaftssport länger am Ball zu bleiben oder eine neue persönliche Bestzeit aufzustellen? Medi-Taping kann Ihnen dabei

helfen. Genauer gesagt, zwei Tapes, die beide dafür sorgen, dass Sie besser durchatmen können. Wie wichtig es ist, mehr Luft und damit mehr Sauerstoff zu bekommen, werden Sie sofort erleben, wenn Sie es ausprobieren. Das erste Band ist das Diaphragma-Tape. Es wird in minimaler Neigung unterhalb des Rippenbogens aufgebracht (Diaphragma-Tape, Anleitung s. S. 155). Sie können es nutzen, um Ihre Leistung spürbar zu verbessern. Es bietet sich aber auch bei Prellungen im Bereich des Brustkorbs oder Erkrankungen an, die das Atmen erschweren. Beim Training in der Kälte vermeidet man manchmal das Atmen durch den Mund. Dann ist es natürlich umso wichtiger, durch die Nase genug Sauerstoff einzuziehen. In diesem Fall und bei einigen Wassersportdisziplinen sollten Sie zum Nasen-Sportler-Tape greifen. Es verläuft von einer Nasenfalte über den Nasenrücken zur anderen Nasenfalte (Nasen-Sportler-Tape, Anleitung s. S. 157). Gleich nach dem Auftragen werden Sie das Gefühl haben, besser durch die Nase Luft holen zu können.

GUT ZU WISSEN

Sie finden ein buntes Tape auf der Nase peinlich?

Die Erkenntnis stammt nicht von mir, sondern wurde mir von Sportlern berichtet: Ein Tape hat auch eine psychologische Wirkung. Und zwar auf Ihren Gegner bzw. Ihre Konkurrenz. So mancher denkt nämlich, wenn er ein Tape sieht, er habe einen verletzten Kontrahenten vor sich. Wenn Sie Glück haben, begreift er zu spät, dass Sie stattdessen ein erlaubtes Dopingmittel verwenden.

Einsatz der Akupunktur

Zur Unterstützung der Tapes: Akupunktur & Co.

Mit Medi-Taping setzen Sie Reize, die durch die Haut ihre Wirkung entfalten. Das ist auch bei der Akupunktur der Fall. Die Bezeichnung kommt aus dem Lateinischen (acus = Nadel; punctio = Stechen), die Methode selbst jedoch aus der Traditionellen Chinesischen Medizin (TCM). Sehr vereinfacht ausgedrückt, setzt der Therapeut mit der Nadel einen Reiz in die Haut, der eine Störung im Inneren beseitigt. Behandelt werden genau festgelegte Punkte, die auf bestimmten Linien, den sogenannten Meridianen, liegen. In der chinesischen Gesundheitslehre und übrigens auch in anderen medizinischen Richtungen geht man davon aus, dass in diesen Linien oder Bahnen die Lebensenergie fließt.

Ist sie irgendwo zu stark vertreten oder an anderer Stelle gar blockiert, wirkt sich dies durch Symptome aus.

Was die Wirkungsweise dieser Methode angeht, ist es übrigens ganz ähnlich wie mit dem Medi-Taping. Es ist noch nicht vollständig geklärt, welche Vorgänge im Körper ablaufen und die guten Resultate letztendlich hervorbringen. Fest steht aber – und zwar wissenschaftlich in zahlreichen Studien belegt – dass es wirkt. Bei chronischen Erkrankungen sogar oft besser und langfristiger als klassische schulmedizinische Therapien.

Die Variationen

Neben der traditionellen Behandlung mit Nadeln kennt die Akupunktur auch Variationen

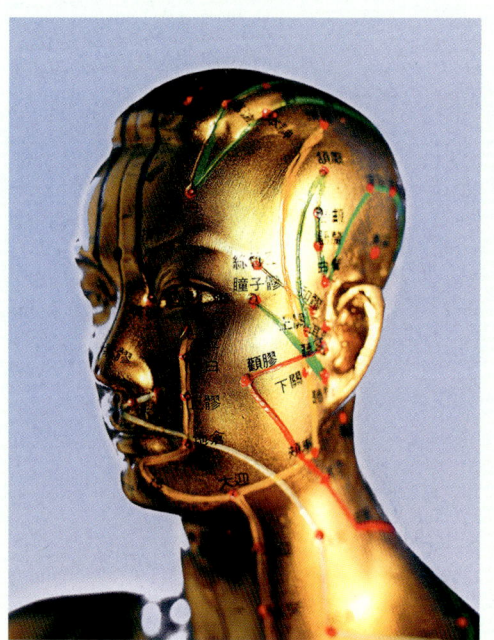
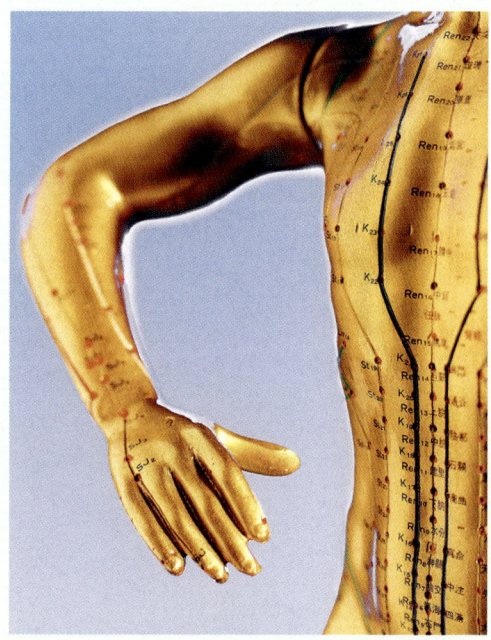

Die exakte Kenntnis der Akupunkturpunkte ist für die Behandlung unerlässlich!

mit dem Finger oder einem Stab. Man spricht dann von Akupressur, weil Druck ausgeübt statt gestochen wird. Bei der Moxibustion oder Moxa-Therapie handelt es sich um eine Anwendung mit Wärme. Kleinste Mengen Heilkräuter werden auf oder über den entsprechenden Akupunkturpunkten verbrannt. Heutzutage kommen auch Laserstrahlen zum Einsatz, um die Punkte auf den Meridianen zu stimulieren. Sie sehen also, es eignen sich verschiedenste Hilfsmittel zur Reizung der Energiepunkte. Übrigens auch das Medi-Tape. Die Kenntnisse der Akupunktur werden nicht nur zur Unterstützung der bunten Streifen genutzt, sondern die Streifen auch als Hilfsmittel für die Akupunktur. Das Tape wird entweder auf den jeweiligen Punkt geklebt oder der Länge nach über einem Meridian angebracht.

Von Fülle und Leere

Wie gesagt, spielt in der TCM eine gleichmäßig fließende Lebensenergie eine bedeutende Rolle. Anders ausgedrückt: Der Mensch gilt als gesund, wenn sein energetischer Zustand ausgeglichen ist. Fülle und Leere der Organe und Körperteile stehen dann im Einklang. So kann es vorkommen, dass beispielsweise aufgrund einer Entzündung des Knies die energetische Lage im Knie als ein Füllezustand erscheint. Das heißt, es ist bereits zu viel Energie vorhanden und wäre fatal, wenn noch mehr Energie in die Region gebracht würde. Das Gegenteil muss geschehen, zum Beispiel durch Kühlung Energie entzogen werden. Deshalb werden

GUT ZU WISSEN

Bei Entzündungen bloß keine Wärme!

Bei Schmerzen im Bewegungsapparat lautet ein guter Rat gern: »Geh' in die Sauna. Oder lege eine Wärmflasche auf die schmerzende Stelle!« Gut gemeint und auch oft völlig in Ordnung. Vorher muss allerdings geklärt werden, ob eine Entzündung vorliegt. Dann würde die Therapie nämlich alles nur noch schlimmer machen.

diese Zustände mit einem blauen Tape versorgt.

Wichtig für jede Behandlung ist die Unterscheidung zwischen Leere- und Füllezustand. Als Richtlinie gilt: Wenn ein Schmerz über Wochen und Monate besteht, kann man davon ausgehen, dass es aufgrund der zehrenden Erkrankung zu einem Leerzustand gekommen ist. Auch eine chronische Krankheit kann sich jedoch in einer akuten Phase und dann wieder im Füllezustand befinden. Die Untersuchung durch einen Fachmann ist daher unerlässlich. Um dem jeweiligen energetischen Status auch während der Behandlung Rechnung zu tragen, greift der Behandelnde zu den unterschiedlichen Farben. Sie erinnern sich: Blau nimmt Energie weg, Rot schenkt Energie, und Gelb gleicht aus.

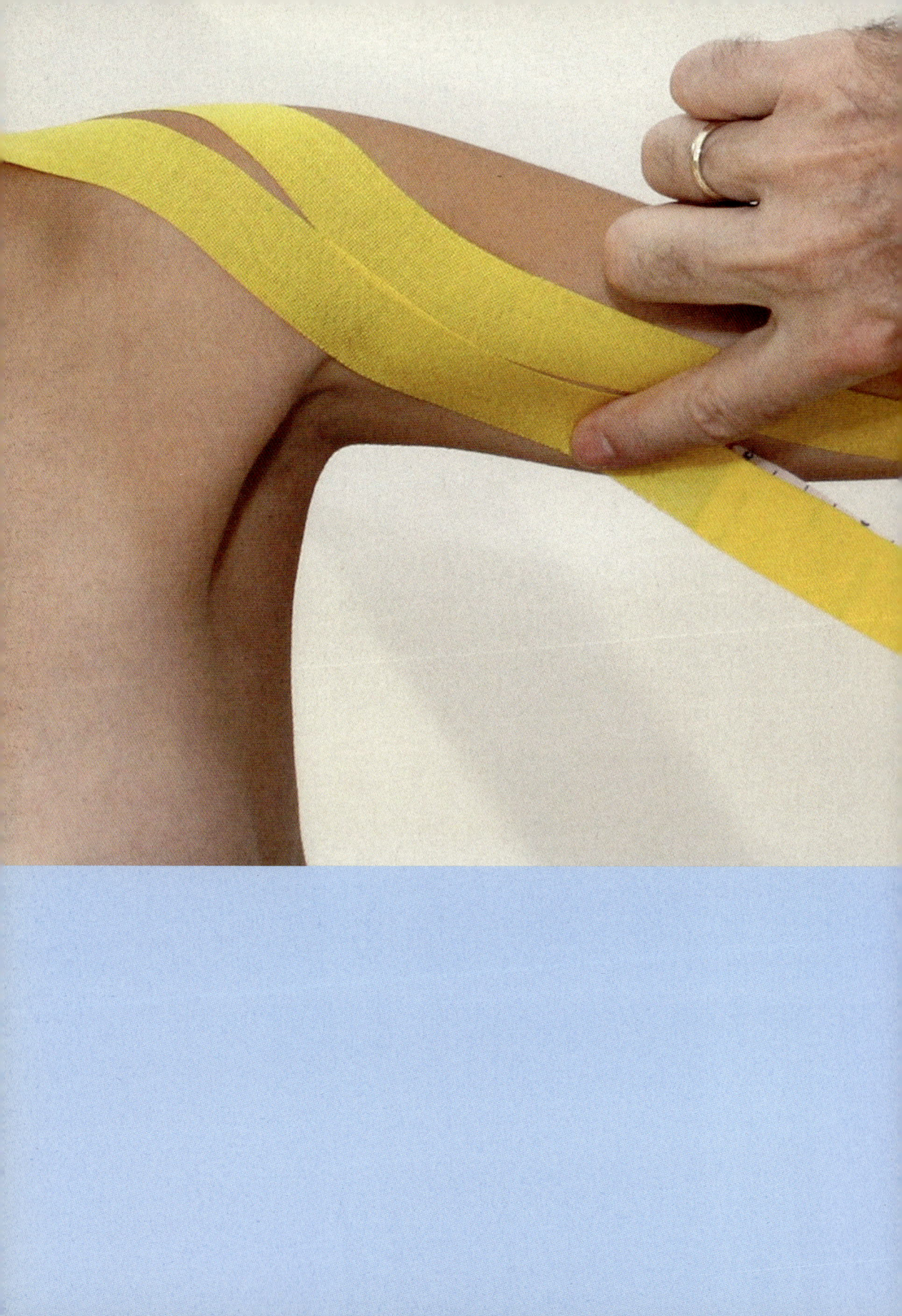

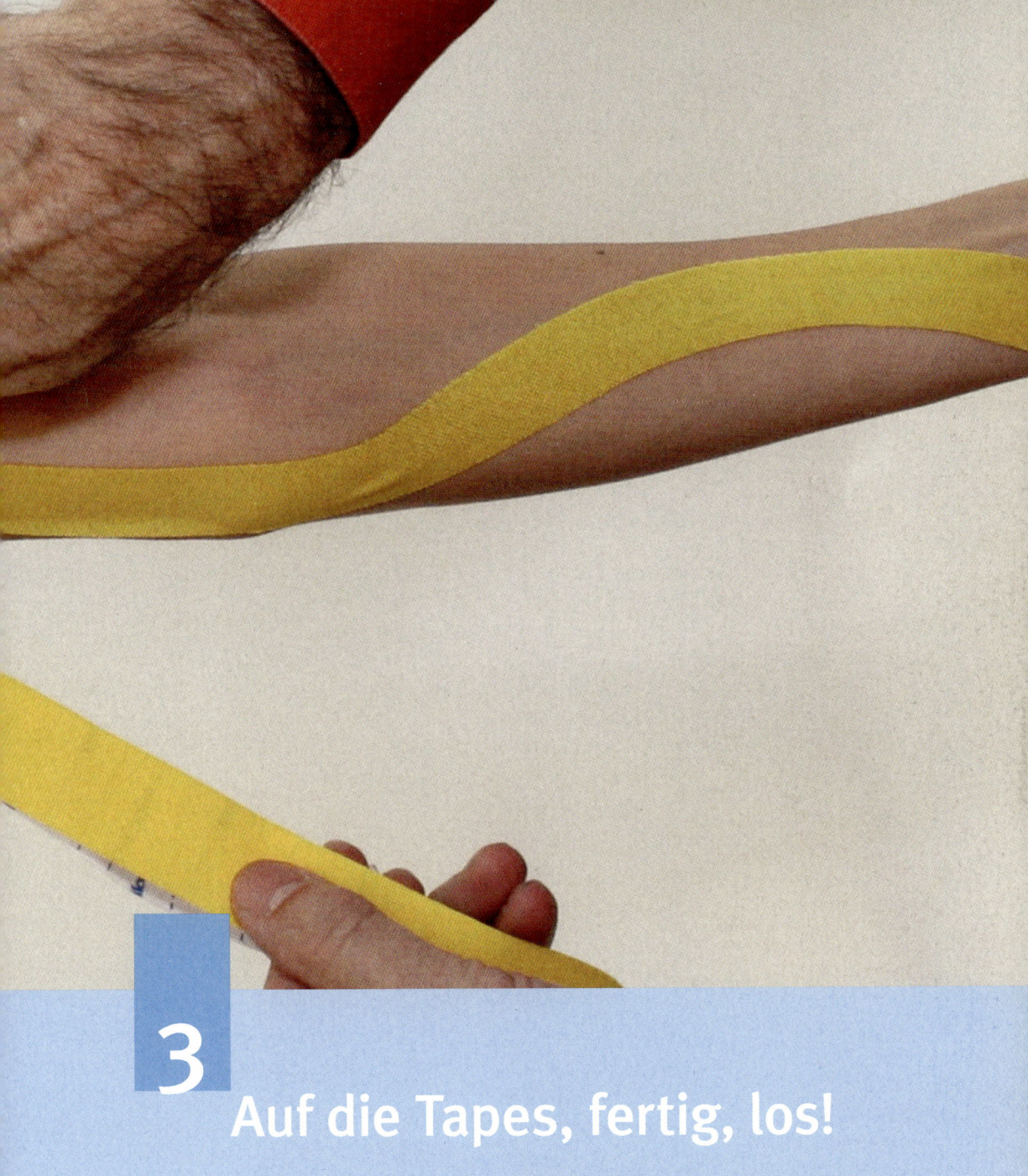

3

Auf die Tapes, fertig, los!

Auf die Theorie folgt nun die Praxis. Vertrauen Sie sich immer
zuerst einem auf Medi-Taping geschulten Fachmann an, bevor Sie
selbst zum Klebeband greifen. Sie können zwar kaum etwas an-
richten, erreichen aber vielleicht nicht den größtmöglichen Nutzen.
Wie Sie alles richtig machen, lesen Sie hier.

Los geht's: Messen, Schneiden und Kleben

Es kann nicht oft genug erwähnt werden: Medi-Taping ist eine einfache und kostengünstige Selbsthilfemethode mit hoher Wirkung. Immer vorausgesetzt, die richtigen Bänder werden auf die richtige Art und Weise auf die richtigen Stellen geklebt.

Die Vorbereitung

Damit das Tape zuverlässig und lange haften kann, sollte die Haut trocken, fettfrei und unbehaart sein. Waschen Sie sie bei Bedarf noch einmal, aber reiben Sie sie keinesfalls mit Fetten oder sonstigen Salben vor dem Tapen ein. Bei sehr stark fettender oder frisch eingecremter Haut empfiehlt es sich, die Bereiche mit Waschbenzin aus der Apotheke abzureiben.

Es gibt einen weiteren Trick, um die Haftung zu verbessern. Probieren Sie einen Sprühkleber aus, wenn die Klebekraft besonders stark gefordert wird. Der Handel bietet eine Reihe solcher Produkte an. Geeignet ist außerdem der Sprühverband Flint Med von Togal.

Sehr stark behaarte Bereiche sollten Sie vorher einer Rasur unterziehen. Bei nicht so starker Behaarung können Sie Ihr Pflaster aber auch bedenkenlos über die Härchen kleben. Es kann höchstens sein, dass eingeklebte Haare unter dem Tape vor allem nachts unangenehm ziehen. Wer diesbezüglich eher empfindlich ist – aus meiner Erfahrung würde ich das immer empfehlen – rasiert die entsprechenden Stellen grundsätzlich radikal.

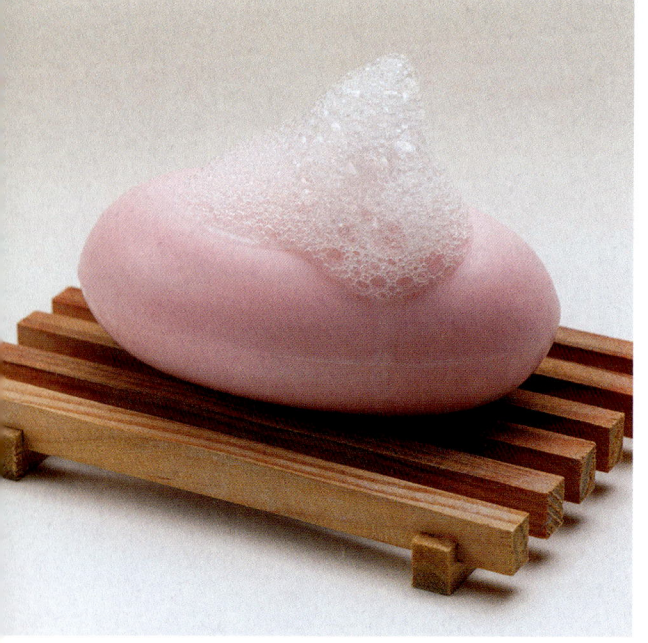

Auf gründlich gereinigter Haut hält jedes Pflaster länger.

Zuerst gerade werden

Es lohnt sich immer, zunächst die Statik zu überprüfen. Tun Sie das als Erstes, wann immer Sie Beschwerden haben. Machen Sie sich den kleinen Test am besten in regelmäßigen Abständen, zum Beispiel vor größeren sportlichen Herausforderungen, zur Gewohnheit. Ich will vorausschicken, dass die Beinlängendifferenzen ganz selten durch Operationen oder Unfälle anatomisch bedingt sind, auch wenn so viele Menschen eine Beinlängendifferenz haben. Die Ungleichmäßigkeit ist schätzungsweise zu 98 Prozent funktionell bedingt. Ursache ist eine Blockade. Das heißt, es ist nur eine scheinbare, aber keine echte Beinlängendifferenz. Der Beweis liegt auf der Hand, wenn Tausende mit einer vermeintlichen Beinlängendifferenz durch Akupunktur plötzlich wieder zwei völlig gleich lange Beine haben.

Damit der Patient sieht, dass er eine Beinlängendifferenz, oder besser gesagt, einen Fehler in der Statik hat, lege ich ihn flach auf den Rücken und zeichne auf beide Unterschenkel auf gleicher Höhe einen Strich. Dann setzt der Patient sich auf. Wenn er nun eine ISG- oder Atlas-Blockade hat, wird sich das Bein mit der Blockade nach vorne schieben, und man sieht die Verschiebung durch die Striche auf den Unterschenkeln ganz deutlich. Ein Bein kann bei diesem Test sogar mehr als drei Zentimeter länger erscheinen als das andere. Es gibt auch die Möglichkeit, dass eine beidseitige Blockade vorliegt. Dann wäre kein Unterschied der Striche erkennbar. Dies ist aber äußerst selten der Fall. Bitten Sie jemanden, Ihnen bei diesem einfachen Test zu helfen. Er kann den Strich einfach mit einem abwaschbaren Stift aufmalen. Wichtig ist dabei nur, dass er eine gerade durchgehende Linie von einem zum anderen Schienbein zeichnet.

Liegt eine Beinlängendifferenz vor, wende ich eine Akupunkturmassage an, um vorhandene Blockaden zu lösen. Dazu wird der Punkt BI 67 stimuliert, der dort liegt, wo Harnblasen- und Nierenmeridian sich verbinden. Es folgt hier eine ausführliche Erklärung, wie es geht. Vielleicht kennen Sie jemanden, der bereits ein wenig Erfahrung mit Akupunktur oder Akupressur hat. Er sollte ruhig den Versuch machen, Ihnen mit den folgenden Handgriffen zu helfen. Umgekehrt können Sie damit auch mit etwas Übung und Fingerspitzengefühl Blockaden von Freunden oder Angehörigen lindern. Klären Sie diese vorher auf, oder machen Sie sich selbst darauf gefasst, dass nach ein paar Sekunden in dem behandelten Bereich ein Schmerz auftaucht, der sehr stark erlebt werden kann. Dieser Schmerzpunkt wird immer stärker. Die Behandlung dauert so lange, bis der Schmerz wieder nachlässt.

1. Der Patient liegt entspannt auf dem Rücken. Zuerst wird die Fußseite therapiert, die nicht von einer Erkrankung bzw. Beschwerden betroffen ist. Die erkrankte Seite ist energetisch leerer und könnte bei der Behandlung mehr Schmerzen erleben lassen als die gesunde Seite.

2. Mit einem Massagestäbchen (es kann auch ein abgerundeter Gegenstand sein, der nicht breiter als zwei Millimeter ist, zum Beispiel ein Kugelschreiber) drückt man vorsichtig auf die Haut über dem Akupunkturpunkt BI 67, sodass sie leicht blass wird. Den sanften Druck so lange ausüben, bis der Patient sagt, dass der Schmerz in seiner Intensität nachlässt. Es kann bis zu fünf Minuten dauern. Ist dann keine spür-

bare Schmerzminderung eingetreten, sollte man die Behandlung abbrechen. Der Schmerz muss aber nicht ganz weg sein, er muss nur weniger werden.

3. Der Punkt Bl 67 liegt an der äußeren Seite der kleinen Zehenspitze. Er ist leicht zu finden, wenn man vom äußeren Nagelfalz, also dem gewölbten Hautrand direkt neben der Nagelplatte, zwei Millimeter zur Seite und zwei Millimeter kopfwärts geht.

4. Danach wenden Sie sich Punkt Ni 1 zu. Er befindet sich unter der Fußsohle. Man drückt das Quergewölbe, das direkt unter den Ballen liegt, leicht zusammen. Dabei bildet sich eine Hautfalte. Dort, wo die Hautfalte den Großzehenballen kreuzt, ist meistens der Nierenpunkt Ni 1. Er ist kaum zu verfehlen, da sein Bereich sehr groß ist. Sollte keine Reaktion eintreten, probieren Sie es mit dem Massagestab ein wenig mit vorsichtigem Druck in der Umgebung, bis der Schmerz erlebt wird. Auch hier wieder so lange Druck ausüben, bis der Schmerz abebbt.

Und bitte auch bei dieser Übung den anderen Fuß nicht vergessen!

5. In der beschriebenen Weise werden anschließend beide Punkte am anderen Fuß des Patienten gereizt.

6. Nach der quälenden Prozedur setzt sich der Patient wieder hin. In den meisten Fällen wird er jetzt ausgeglichen sein. Es ist immer wieder verblüffend, den guten Erfolg dieser zwar unangeneh-

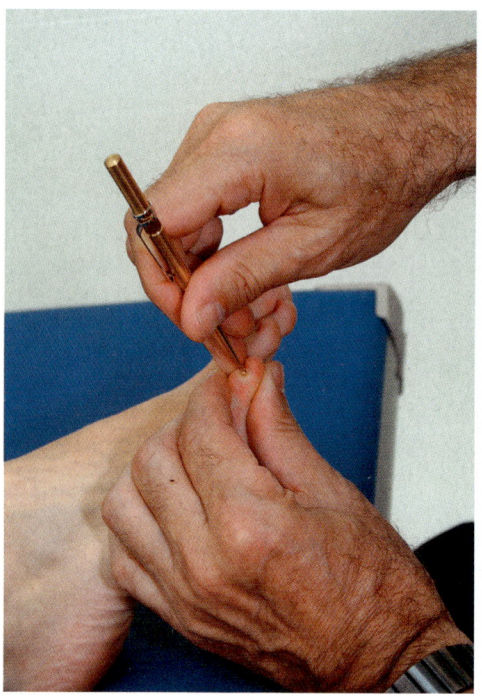

BI 67 am kleinen Zeh löst zunächst starken Schmerz aus.

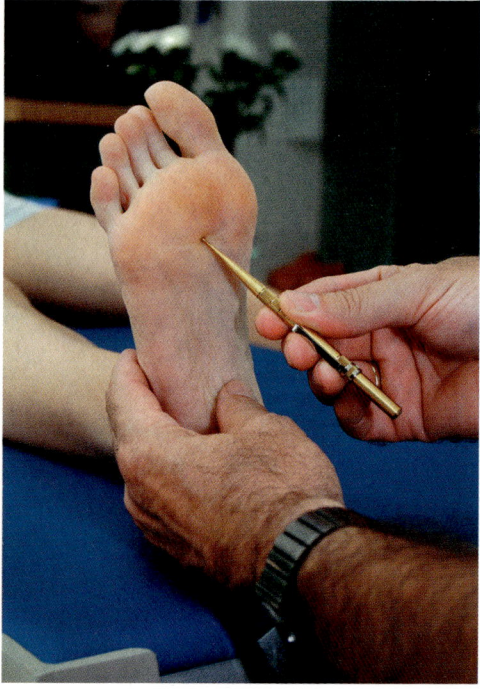

Erfahrungsgemäß finden auch Ungeübte den Nierenpunkt Ni 1 schnell.

men, aber äußerst erfolgreichen Methode zu sehen. Das Verfahren zeigt eindrucksvoll, was Akupunktur kann!

Der Patient stellt sich zum Schluss hin und geht vielleicht einige Schritte. Anhand der Striche auf den Schienbeinen wird abschließend überprüft, ob der erwünschte Erfolg eingetreten ist. Dazu setzt sich der Patient noch einmal kurz mit ausgestreckten Beinen hin. Ergeben die Striche eine Linie? Wunderbar, Sie haben das Ziel erreicht. Sollte der Patient eine weitere Blockade haben, so werden die Striche wieder verschoben sein. Es liegt dann in den meisten Fällen eine Atlasblockade oder eine Blockade irgendwo auf der übrigen Wirbelsäule vor. Diese Fälle gehören eindeutig in die Hände eines Fachmannes. Adressen geeigneter Therapeuten erhalten Sie von der Firma Schmerz und Tape GmbH (s. Anhang). Auch wenn Sie sich nicht zutrauen, die Statik eines anderen Menschen in Ordnung zu bringen bzw. niemanden haben, der die beschriebenen Handgriffe bei Ihnen durchführt, sind Sie bei einem der dort bekannten Fachleute bestens aufgehoben.

GUT ZU WISSEN

Grenzen der Selbsthilfe

Die beschriebenen Schritte können meiner Meinung nach von einem Laien nachvollzogen werden, ohne dabei jemanden zu gefährden. Eine Blockade im Wirbelsäulenbereich erfolgreich zu therapieren, lässt sich in unseren Kursen erlernen. Dafür sollte man jedoch schon ausgebildeter Therapeut sein.

Es darf getapet werden

Tasten Sie die Muskeln im schmerzenden Bereich behutsam ab. Alle Muskeln werden mit Tapes versorgt, die auf das Tasten schmerzhaft reagieren.

Anfänger beklagen, dass die Klebebänder sich zu schnell lösen. Beherzigen Sie die folgenden einfachen Hinweise, dann haben Sie den größtmöglichen Nutzen.

Messen Sie zunächst den benötigten Streifen ab. In der Beschreibung des jeweiligen Tapes sehen Sie die Anfangs- und Endpunkte. Rollen Sie Klebeband ab und legen

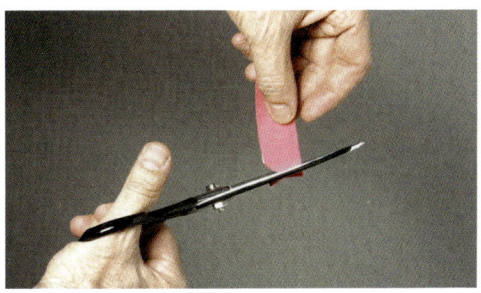

Gerundete Enden halten deutlich länger auf der Haut als eckige.

Goldene Regeln für Medi-Taping

- Die Klebefläche bitte nicht mit den Fingern berühren! Mithilfe der richtigen Technik und etwas Übung haben Sie schnell den Bogen raus.
- Es ist unwichtig, ob Sie vom Ursprung des Muskels zum Ansatz kleben oder umgekehrt. Viel wichtiger: Das Tape muss immer über die Schmerzpunkte geklebt werden. Bringen Sie daher lieber einen zu langen als zu kurzen Streifen auf, und reiben Sie ihn intensiv mehrmals fest.
- In den ersten 30 Minuten nach Aufbringen bitte nicht waschen, baden, schwitzen oder stark bewegen. Wenn Sie sich für ein sportliches Ereignis tapen, tun Sie das bitte schon am Vortag. Müssen Sie während eines Wettkampfes oder wichtigen Trainings kleben, verwenden Sie zusätzlich Sprühkleber, der auch bei starren Tapes üblich ist.
- Das Tape wird mindestens sieben Tage getragen, darf auch gerne länger auf der Haut bleiben. Zwei Wochen sind erfahrungsgemäß kein Problem. Schließlich können Sie damit sogar duschen. Achten Sie lediglich beim An- und Ausziehen darauf, es nicht abzuziehen.
- Trinken Sie besonders viel, wenn Sie getapet sind. Ihr Stoffwechsel wird von der permanenten Massage stark angeregt, alle Schlackestoffe, die in der Muskulatur festgehalten wurden, werden gelöst. Mit viel Wasser helfen Sie Ihrem Körper, die Schlacken auszuscheiden. Aufgrund der Schlackelösung kann es übrigens zum Phänomen der Erstverschlechterung kommen. Sollte es unter dem Tape jucken, ist es meistens ein Zeichen dafür, dass Sie zu wenig trinken.
- Zum Entfernen des Tapes machen Sie es einfach nass und reißen es dann ab. Bei Kindern oder sehr empfindlicher Haut (Pergamenthaut) tränken Sie das Tape mit Olivenöl. Einwirken lassen und dann langsam abziehen. Meine sechsjährige Erfahrung zeigt, dass es zwar zu rötlichen Hautirritationen kommen kann, aber höchst selten zu oberflächlichen Hautverletzungen. Diese beruhten auf falscher Anlagetechnik.
- Wenn Sie nicht den gewünschten Erfolg haben, kann ein nichtmuskulärer Schmerz vorliegen. Es ist auch möglich, dass Sie die falsche Farbe gewählt haben. Suchen Sie einen Fachmann auf, der der Schmerzursache auf den Grund geht, oder lassen Sie kinesiologisch austesten, welche Farbe angebracht ist. Im Zweifel greifen Sie zum gelben oder hautfarbenen Tape.

Sie es an die beschriebene Körperregion an. Schneiden Sie lieber großzügig ab. Ein etwas zu langes Tape kann nicht schaden, ein zu kurzes aber womöglich nicht richtig nützen. Als Schere empfehle ich Ihnen die Solinger original Schneiderschere. Ich habe viele Scheren getestet. Diese ist zwar die teuerste, aber auch die beste. Wenn Sie häufig tapen, werden Sie eine Schere, die schon nach kurzer Zeit ihren Geist aufgibt, verfluchen. Schneiden Sie beide Enden des abgemessenen Tapes rund zu. Das sieht nicht nur harmonischer aus, sondern löst sich auch nicht so schnell.

Es gibt mehrere Möglichkeiten, das Papier vom Tape zu befreien. Probieren Sie aus, was Ihnen besser gelingt. Natürlich können Sie das Tape zwischen Zeigefinger und Daumen halten, sodass es sicher auf dem

Zeigefinger aufliegt. Mit der anderen Hand streifen Sie das Textilgewebe nach unten ab. Ich würde Ihnen jedoch folgende Methode empfehlen: Reißen Sie den Klebestreifen am besten ca. vier Zentimeter vom Ende seitlich ein. Keine Sorge, Sie können ihn dabei nicht beschädigen. Mithilfe der Daumentechnik, die später noch ausführlich erklärt wird, dehnen Sie das Tape maximal. Dadurch löst sich das Papier automatisch. Sie ersparen sich einigen Aufwand. Klemmen Sie das Papier zwischen Zeige- und Mittelfinger einer Hand. Das Tape liegt über dem Zeigefinger, ohne dass die Klebefläche berührt wird. Sie können so problemlos bestimmen, wie und wo Sie es einsetzen möchten. Die andere Hand ist frei, um mit der gesamten Handfläche das aufgebrachte Pflaster gleich richtig fest zu streichen. Ziehen Sie das Papier erst nach und nach vollständig ab, um die Kontrolle lange zu behalten.

Und reiben Sie zum Schluss ruhig mehrfach mit betontem Druck über die behandelte Stelle. Das ist sehr wichtig, damit Ihr Medi-Tape eine bis sogar drei Wochen auf der Haut bleibt.

Dehnen oder nicht dehnen?

Die erste Regel lautet: Das Tape nur in Ausnahmefällen dehnen! Beim Auftragen achten Sie bitte immer darauf, dass stattdessen der Muskel so weit wie möglich vorgedehnt wird. Dies geschieht, weil wir den Massageeffekt bekommen wollen. Dadurch läuft bei entspanntem Muskel die Lymphe in die Hautfalten, um nach jeder Bewegung wieder ausgedrückt zu werden. Es gibt aber immer Ausnahmen von der

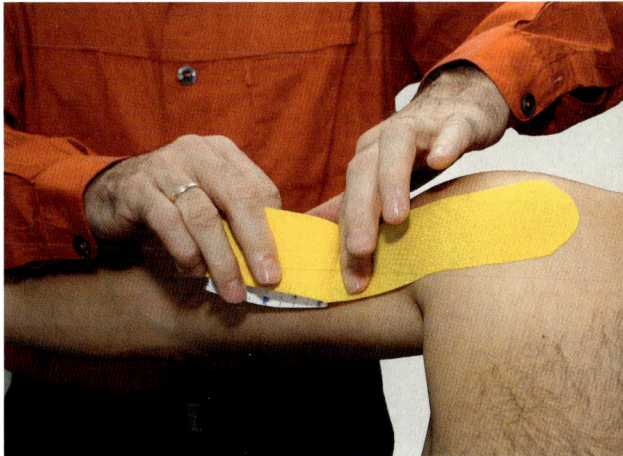

Entfernen Sie das Papier allmählich und kleben Sie kontrolliert auf.

Regel. Das sind starke lokal genau zu bestimmende Schmerzen, wie sie bei einem Hexenschuss im Bereich der Lenden bekannt sind. In diesem Fall bringen Sie den Streifen in leicht gedehntem Zustand oder bei anderen lokalen Schmerzen mit voller Dehnung des Tapes auf. Der Effekt: Die Haut wird noch mehr irritiert, der Schmerz

GUT ZU WISSEN

Die Ausnahme der Ausnahme

Auch bei akuten genau zu lokalisierenden Schmerzen verbietet es sich manchmal, das Tape zu dehnen. Das ist dann so, wenn trotz Puffers der Zug der Haut bei Bewegung so stark wäre, um den gedehnt aufgebrachten Streifen zu lösen. Arbeiten Sie überwiegend mit ungedehntem Medi-Tape, und halten Sie sich an die jeweiligen Beschreibungen der einzelnen Tapes. Wenn Sie unsicher sind, überlassen Sie komplizierte Fälle – zumindest am Anfang – dem geübten Therapeuten.

noch weniger wahrgenommen. Lassen Sie auf jeden Fall an den Enden mindestens fünf Zentimeter Tape übrig, das Sie ungedehnt feststreichen. Diese »Überhänge« sind ein notwendiger Puffer. Anfänger machen häufig den Fehler und beachten diese Regel nicht. Das Band kann dann nicht halten, weil die Spannung der Haut durch die Bewegung zu groß ist.

Die Daumentechnik

Ich erkläre die Daumentechnik, weil sie immer wieder zum Einsatz kommt. Vor allem dann, wenn das Tape gedehnt aufgebracht werden soll. Die Technik ist wichtig, damit das Band gut hält und so vernünftig wirken kann. Nehmen Sie den abgemessenen Streifen in beide Hände, sodass Sie Ihre Daumennägel sehen. Geben Sie Spannung auf den oberen Rand, bis Sie das Papier leichter einreißen können. Dann greifen Sie das Tape so, dass die Daumen über den oberen Rand herausragen. Greifen Sie jetzt den Abstand, den Sie spannen wollen, von Daumen zu Daumen ab. Sie sehen noch immer Ihre beiden Daumennägel und dehnen das Material zu 100 Prozent. Nun kippen Sie die Daumen nach außen und greifen

mit den anderen Fingern das Papier, das Sie zur Seite nehmen. So lässt sich das Tape ganz leicht in voller Dehnung auf den gewünschten Bezirk des Körpers legen. Drücken Sie bewusst die Daumen fest auf die Haut, lassen los und streichen den Rest des Tapes, der sich seitlich von Ihren Daumen befunden hat, ohne jegliche Dehnung aus. Denken Sie bitte immer an die Pufferzone von jeweils fünf Zentimetern, die an jeder Seite ungedehnt aufgeklebt wird. Deshalb sollten Sie den Streifen auch loslassen, um nicht den Fehler zu begehen, ihn am Ende über die Daumen weiter zu strecken.

So lösen Sie das Tape am besten

Sie werden es vielleicht nicht vermuten, aber das Medi-Tape lässt sich verhältnismäßig unproblematisch lösen, obwohl es so gut auf der Haut geklebt hat. Am einfachsten geht es, wenn es nass ist – also am besten unter der Dusche oder in der Badewanne. Ziehen Sie es bitte immer in Haarrichtung so ab, dass der Winkel zwischen noch befestigtem und bereits gelöstem Tape extrem flach ist. Gehen Sie dabei behutsam und ruckweise vor. Ziehen Sie die Haut nicht in die Höhe, sondern straf-

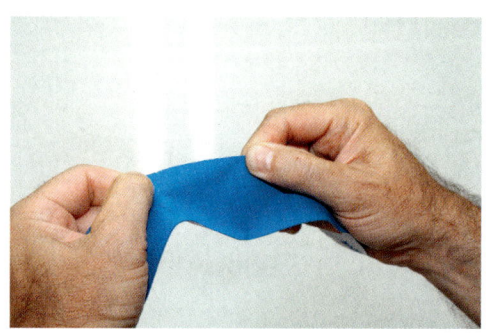
Erst Spannung auf den oberen Rand

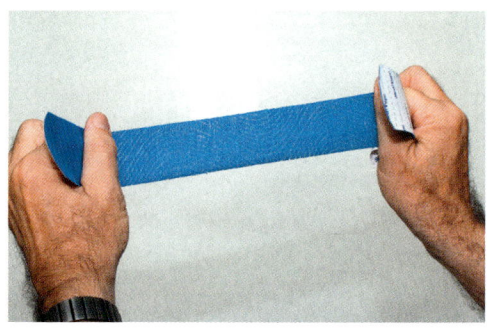
… dann die gewünschte Länge dehnen.

fen Sie sie etwas, wenn es geht. Wie schon in den goldenen Taping-Regeln erwähnt, können Sie die bunten Streifen aber auch mithilfe eines billigen Speiseöls oder mit Polysport Sprühentferner der gleichnamigen Firma bestreichen und danach entfernen. Klebereste lassen sich übrigens auch sehr gut mit Speiseöl entfernen.

Sollte nach dem Entfernen eine Hautrötung entstehen, so ist dies fast nie Anzeichen einer Allergie! Allergien sind sehr selten. Das Phänomen tritt vor allem bei Wärme sehr häufig auf – es ist lediglich ein Anzeichen, dass die Haut durch das Tape vermehrt durchblutet wurde. Da das Band die Haut anhebt, können ihre gesamten Strukturen besser durchblutet werden.

Die dabei entstehende Körperwärme wird durch die Haut abgeleitet. Dadurch werden ihre Kapillaren auf ein Maximum ausgedehnt, wodurch wiederum die Rötung entsteht. Ein weiterer Effekt der vermehrten Durchblutung: Die Nerven werden besser versorgt, wodurch die Haut empfindlicher wird. Es kann zu Juckreiz kommen. Auch dabei handelt es sich um keine allergische Erscheinung! Betrachten Sie es vielmehr als Anzeichen für die einsetzende erwünschte Wirkung. Sollte der Juckreiz sehr stark sein, befeuchten Sie das Tape. Verschwindet er auch danach nicht, nehmen Sie den Streifen ab und behandeln die betroffene Stelle mit einer Pflegecreme. Gegen Hautreaktionen empfiehlt sich eine beruhigende Lotion wie zum Beispiel »Cavilon«.

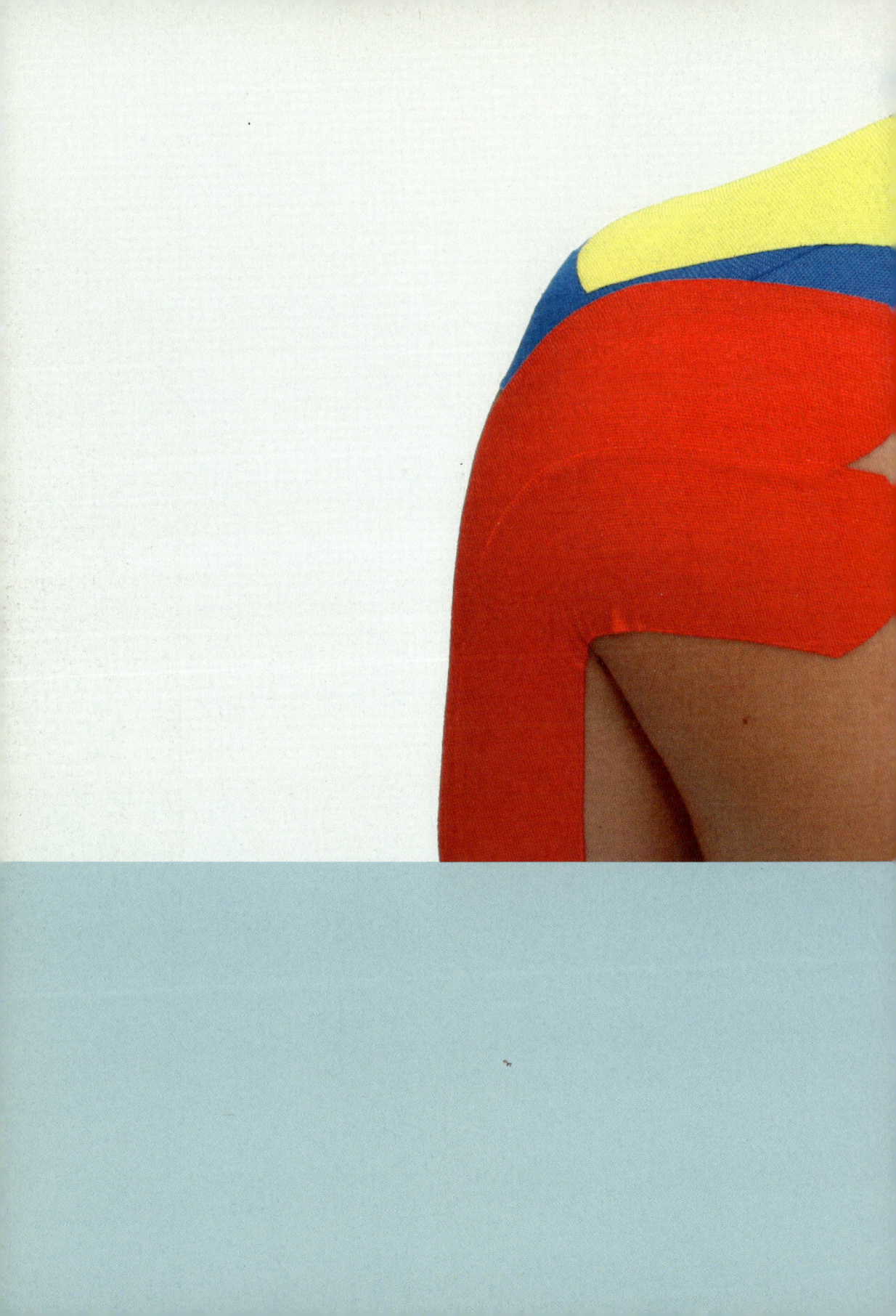

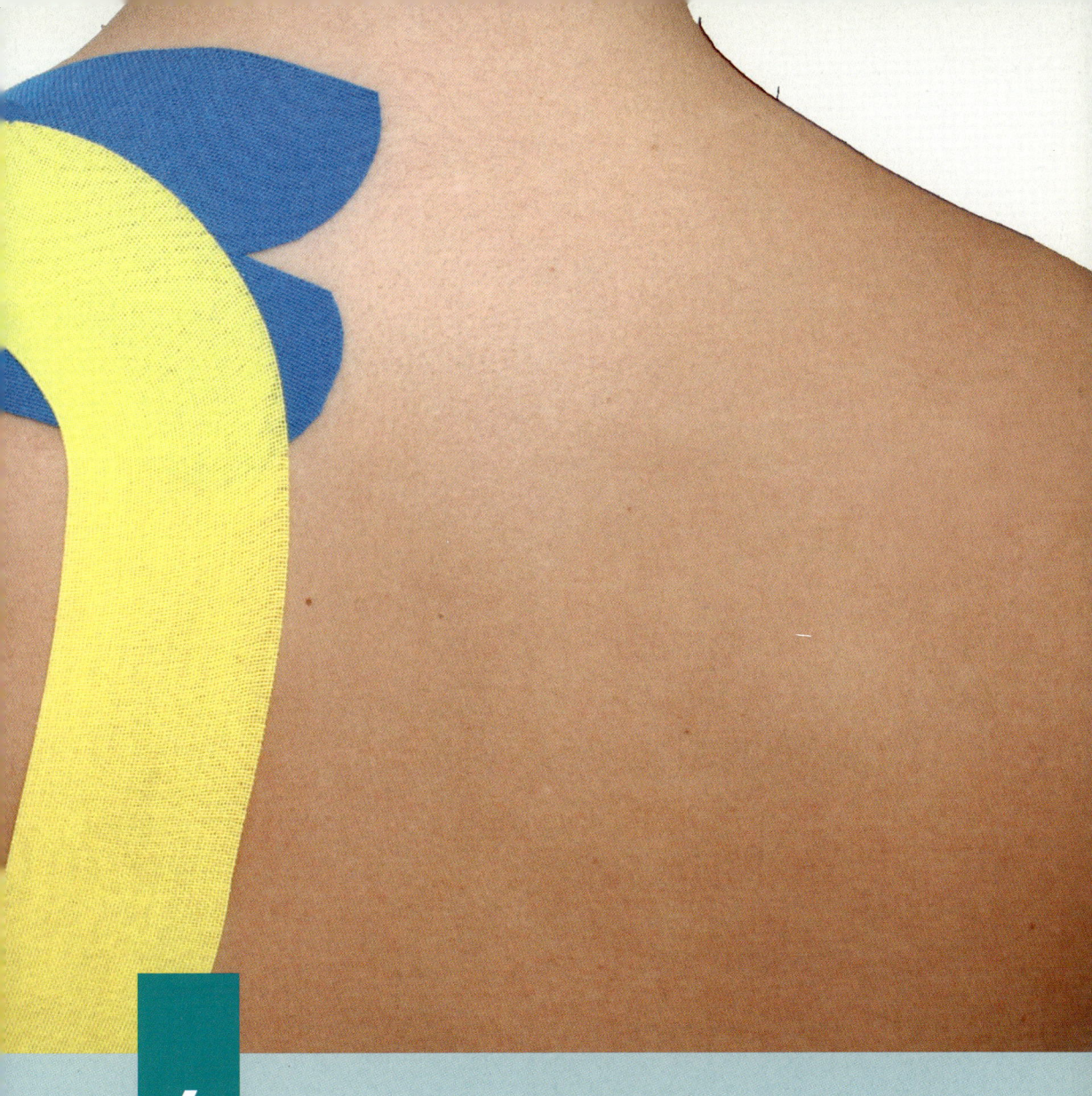

4

Die drei Hauptbereiche des Sports

Sie haben inzwischen einen Eindruck von der vielfältigen Nutzungsmöglichkeit des Medi-Tapes bekommen. In der täglichen Praxis häufen sich deutlich Phänomene aus den drei Hauptbereichen des Sports. Sie betreffen Schultern, Hüfte und die Knie. In diesem Kapitel finden Sie die Taping-Anleitungen dazu.

Drei komplizierte Gelenke

Schulter-, Hüft- und Kniegelenk sind ausgesprochen komplizierte Gelenke, die im Sport großen Belastungen ausgesetzt sind. Vor allem dann, wenn bereits Fehlstellungen vorliegen. Leider sind die auftretenden Verletzungen meist auch entsprechend komplex. Denken Sie nur an Knieschmerzen bei Fußballern oder Schulterschmerzen bei Volleyballern oder Tennisspielern. Machen Sie sich mit den drei Hauptbereichen und den dazugehörigen Muskeln vertraut, um in Zukunft besser gegen Beschwerden gewappnet zu sein.

So finden Sie sich wieder

Auf den folgenden Seiten sehen Sie jeweils eine Übersicht über die jeweiligen Gelenk- bzw. Muskelgruppen und ihre Funktion. Anschließend sind die jeweils häufigsten Beschwerden aufgeführt. Die Beschreibung typischer Symptome soll Ihnen keinesfalls die fundierte Diagnose eines Fachmannes ersparen. Nutzen Sie einfach die Chance, mithilfe des Tapes zu testen, ob Ihre Muskeln auf die beschriebene Behandlung ansprechen.

Wenn Sie Ihre Diagnose bereits kennen, können Sie darunter nachschauen, welche Muskeln wie getapet werden. Sie finden darüber hinaus Tipps, wie Sie die Beschwerden in Zukunft vermeiden bzw. mit welchen Mitteln Sie sie noch lindern können.

Getapet geht's besser? Dann sind's die Muskeln!

GUT ZU WISSEN

Denken Sie weitgreifend!

Schmerzt die Wade beim Treppensteigen, kann der Auslöser im Bereich der Hüfte zu finden sein. Lesen Sie daher immer möglichst viel über angrenzende Körperzonen, um Ihren Beschwerden auf die Spur zu kommen.

In der Beschreibung, wie das jeweilige Tape angebracht wird, werden Sie immer direkt als derjenige angesprochen, der es für sich nutzen will. Gleichzeitig werden Sie aber auch als Therapeut angesprochen, der das Tape klebt. Bei vielen Tapes können Sie nicht beides sein, sondern nur Behandelter oder Behandelnder. Sprachlich ist es so aber erheblich besser lesbar. Geben Sie einfach einem Helfer die Anleitung in die Hand oder nutzen Sie sie, wenn Sie einem Freund oder Familienmitglied mit den bunten Pflastern nutzen wollen.

Beschwerden im Schulterbereich

Sind Sie Handball-Fan? Dann ist Ihnen bestimmt schon aufgefallen, dass die Deutsche Nationalmannschaft zu guten Teilen getapet auf das Feld geht. Ja, manchmal läuft sogar der Trainer aufgrund stressbedingter Nackenschmerzen mit einem bunten Tape herum. Bei den Spielern ist der Griff zu dieser Therapie nicht verwunderlich, denn Handball gehört nicht nur zu den Kontaktsportarten, sondern außerdem zu den »Überkopfdisziplinen«, die nun einmal prädestiniert für Schulterprobleme sind. Auch bei Volleyball, Basketball & Co. kommt es leicht zu Verletzungen. Mit 21,7 Prozent ist der Körperbereich am zweithäufigsten überhaupt betroffen.

So funktioniert die Schulter

Das eigentliche Schultergelenk besteht aus einer flachen Gelenkpfanne und einer lockeren Kapsel. Dieser Aufbau ist sehr gewagt, da das kugelförmig abgerundete Ende des Oberarmknochens recht lose in der Pfanne liegt. Er ermöglicht aber gleichzeitig einen sehr großen Bewegungsumfang. Starke Bänder, die Gelenkkapsel genannt, verbinden beide Teile und geben sowohl Stabilität als auch Mobilität. Insgesamt sorgen acht Gelenke und 26 Muskeln am Schultergürtel dafür, dass Sie Ihre Arme von 0 auf 180 Grad anheben können.

Und Sie können die Arme in ganz verschiedene Richtungen bewegen, also etwa von einer Seite zur anderen, diagonal, kreisend oder von oben nach unten.

Allein im Sport werden die unterschiedlichsten Bewegungsabläufe gefordert, wie zum Beispiel beim Kugelstoßen, bei den

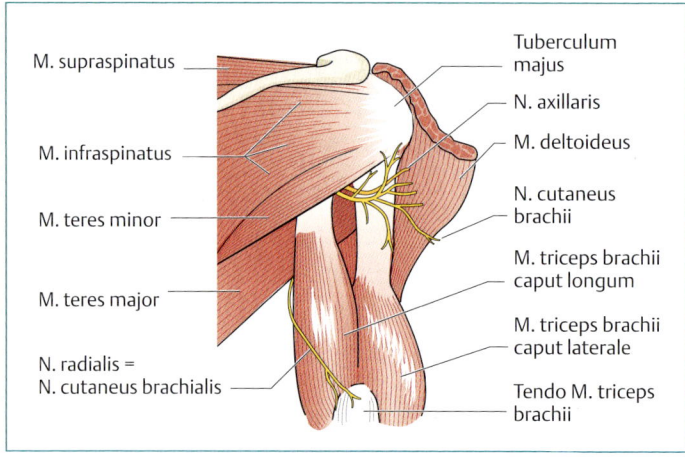

M. supraspinatus

M. infraspinatus

M. teres minor

M. teres major

N. radialis =
N. cutaneus brachialis

Tuberculum majus

N. axillaris

M. deltoideus

N. cutaneus brachii

M. triceps brachii caput longum

M. triceps brachii caput laterale

Tendo M. triceps brachii

Der Schultergürtel verbindet die oberen Extremitäten mit dem Rumpf.

verschiedenen Phasen des Volleyballspiels, beim Kegeln oder Rudern.

Die Rotatorenmanschette

Vor allem vier Muskeln sind gemeinsam für die Position und Drehung des Armes verantwortlich. Zusammengefasst werden diese vier als Rotatorenmanschette oder auch Muskel-Sehnen-Kappe bezeichnet. Sie alle haben Sehnen, die direkt in den Oberarmknochen hineinwachsen. Es handelt sich um den

▮ Supraspinatus
▮ Infraspinatus
▮ Subskapularis
▮ Teres minor

Der Musculus supraspinatus

Er beginnt an der oberen Rückseite des Schulterblattes und verläuft entlang dem oberen Teil des kugeligen Endes des Oberarmknochens. Der Muskel erfüllt eine Schlüsselfunktion. Seine Sehne spielt eine Hauptrolle bei der Stabilisierung der Schulter. Am stärksten ist er aktiviert, wenn der Arm zur Seite gestreckt ist. Leider bildet er auch eine Schwachstelle, die bei Verletzungen der Rotatorenmanschette am häufigsten betroffen ist. Bei so ziemlich allen Schulterbeschwerden wird dieser Muskel darum mit einem Tape versorgt.

Musculus infraspinatus und teres minor

Diese beiden Muskeln werden nach dem Supraspinatus aktiviert und rollen den Arm nach außen. Zusätzlich tragen natürlich auch sie zur Stabilisierung der Schulter bei.

Der Musculus subscapularis

Der Unterschultermuskel verläuft als einziger der vier Muskeln vor dem Kopf des Oberarmknochens. Er ist für Drehungen des Arms nach innen zuständig und beispielsweise während der späten Aufrichtungsphase des Werfens aktiv. Er schützt die vorderen Schulterstrukturen und ist maßgeblich daran beteiligt, dass die Schulter nicht aus dem Gelenk rutscht.

Typische Schulterprobleme

Der Schulterschmerz ist meistens ein Weichteilschmerz, bei dem vor allem Sehnen, Gelenkkapsel und die Gelenkschmiere beteiligt sind. Da die Bewegung von mehreren Gelenken wie dem Brustbein-Schlüsselbein-Gelenk oder auch dem Schultereckgelenk gesteuert und ausgeführt wird, können bei Schulterschmerzen Beeinträchtigungen von ganz unterschiedlichen Strukturen eine Rolle spielen. Bisher war die gängige Meinung, dass Ursache von Schulterschmerzen funktionelle, degenerative, traumatische und entzündliche Veränderungen, Tumoren, Nerven- und Gefäßerkrankungen oder Gelenkprobleme sein können. Die Erkrankungen von Sehnen und Schleimbeuteln des Schultergelenks sind ebenfalls nicht außer Acht zu lassen. Außerdem können Beschwerden der Halswirbelsäule zur Schmerzempfindung an der Schulter führen und müssen daher als mögliche Ursache berücksichtigt werden.

Es sind die Muskeln

Eine Studie der Uni Lübeck über die Wirkung von Medi-Taping bei Schulterschmerzen brachte interessante neue Erkenntnisse ans Licht. Es stellte sich ein enormer Erfolg ein, die Schmerzen wurden meist erheblich gelindert. Es zeigte sich vor allem, dass viele Diagnosen wie Schleimbeutelentzündung, Kalkschultern,

> **GUT ZU WISSEN**
>
> ### Hohe Erfolgsquote
>
> Der Schulterschmerz gehört neben den Knieerkrankungen zu den Sportbeschwerden, die mit der Medi-Taping-Methode am zuverlässigsten erfolgreich therapiert werden können. Mehr noch: Der Fachmann kann mittels dieser Methode mit sehr hoher Genauigkeit die Diagnose stellen. Die Schmerzen können unverzüglich und gezielt behandelt werden.

Impingementsyndrom, Arthrosen oder sonstige Erkrankungen an der Schulter nicht die Ursachen für die Schmerzen waren. Meistens steckten muskuläre Gründe dahinter. So konnten sämtliche Patienten der Studie vor der geplanten Operation bewahrt werden.

Heute steht fest, dass es hauptsächlich aufgrund von Dauerbelastung der Muskulatur zu Schulterschmerzen kommt. Auch hier liegt in den meisten Fällen eine statische Fehlbelastung vor. Nur ein Muskel, der aktiv genutzt wird, wird auch gekräftigt. Da nicht jeder gleich häufig über Kopf arbeitet, die Arme nach innen oder außen dreht, werden auch die Muskeln unterschiedlich stark beansprucht und gekräftigt. Anders ausgedrückt: Der Basketballer nutzt andere Muskelgruppen im Schulterbereich als der Golfer. Kümmern sich beide nicht um den Ausgleich, kommt es zur statischen Fehlbelastung.

Das Impingementsyndrom

Die deutsche Bezeichnung dieses Syndroms, das wohl den größten Teil der Schulterbeschwerden ausmacht, trifft recht gut seinen Kern. Sie lautet Schulterengpasssyndrom. Gemeint ist eine Verengung im Schultergelenk, die zu Quetschungen des Schleimbeutels und anderer Weichteile, wie Sehnen, führt.

Merkmale

Die Erkrankung kündigt sich meist schon früh durch kurze, aber intensive Stiche in der Schulter an, die im Zusammenhang

mit verschiedensten Bewegungen auftreten können. Später werden die Schmerzzustände häufiger. Sie haben es mit einem

> **GUT ZU WISSEN**
>
> ### Medi-Taping beugt vor
>
> Die Verengung im Schultergelenk wird durch ein deutliches muskuläres Ungleichgewicht verursacht. Beugen Sie der schmerzhaften Erkrankung vor, indem Sie Stoffwechsel und Durchblutung der weniger aktiven Muskeln mit dem Tape gezielt fördern.

dumpfen ziehenden Schmerz zu tun, der bis in den Arm, ja sogar bis in die Hände strahlen kann. Noch tritt er weiterhin nach außergewöhnlichen Belastungen auf. Je weiter das Syndrom fortgeschritten ist, desto häufiger machen sich die Symptome auch unabhängig von Bewegung bemerkbar. Selbst in absoluter Ruhe, zum Beispiel nachts im Bett, treten sie auf. Sehr typisch ist auch folgender Schmerz: Heben Sie den Arm seitlich gegen einen Widerstand an. Bis etwa 80 Grad dürfte das recht problemlos funktionieren. Zwischen 80 und 120 Grad jedoch treten Schmerzen auf. Erst danach bis zur vollständigen Streckung nach oben gehen die Beschwerden wieder zurück.

Ursachen

Sportler wie Tennisspieler, Schwimmer, Werfer und Gewichtheber, die wiederholte Bewegungen des Armes oberhalb der Horizontalebene ausführen, leiden besonders häufig unter dem Schulterengpasssyndrom.

Warum? Der Raum unter dem Schulterblatt ist für die lange Bizepssehne, die vier Muskeln der Rotatorenmanschette und den über der Supraspinatussehne gelegenen Schleimbeutel zu klein. Durch die ständige Bewegung der Arme über der Horizontalen wird der Abstand des Oberarmknochens zum knöchernen Schulterdach irgendwann so gering, dass zuerst der Schleimbeutel – eine Art Schutzpolster zwischen Schulterdach und Oberarmkopf – stark gequetscht wird. Passiert das häufig bzw. über einen langen Zeitraum, entzündet sich der Schleimbeutel irgendwann. Der

Fachmann spricht dann von einer Bursitis. Leider wird die meist chronisch. Das Problem dahinter ist das – meist schon lange vorher vorhandene – Engpasssyndrom, das sich nun bemerkbar macht. Eine Weile lässt sich der Schulterschmerz behandeln, die Enge schreitet in dieser Zeit jedoch voran. Irgendwann vermag der Schleimbeutel es nicht mehr, den hohen Druck von den auch im Schulterdach verlaufenden

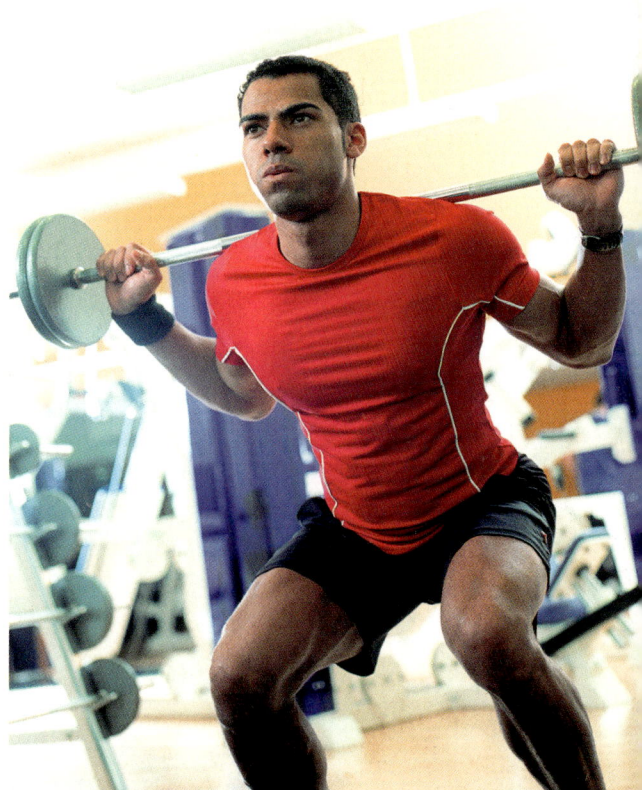

Gewichte stemmen geht auf die Schultern.

Sehnen – Supraspinatus- und Bizepssehne – fernzuhalten. Im weiteren Verlauf geraten die Sehnen immer öfter zwischen den harten Oberarmkopf und das knöcherne Schulterdach und werden gescheuert und gequetscht, wodurch regelrechte Löcher in Sehnen entstehen können. Werden diese sogenannten Teilrupturen zu groß, kann es schon bei geringen Belastungen, also etwa im ganz normalen Training, zum vollständigen Abreißen der Sehnen kommen.

Hilfe durch Medi-Taping

Selbst Patienten, die seit rund fünf Jahren unter chronischen Schulterschmerzen leiden, werden durch korrektes Tapen noch schmerzfrei. Das ist zwar höchst erfreulich, viel wichtiger ist jedoch, dass Sie bereits bei ersten Alarmsignalen das Übel im Keim ersticken. Das erspart Ihnen höchstwahrscheinlich, dass es zur chronischen Schleimbeutelentzündung mit Entfernung des Schleimbeutels kommt. Das Impingementsyndrom kann sich erst gar nicht voll entfalten. Eine Operation, wie etwa das Abfräsen von Knochen, ist nicht mehr nötig.

So geht's

Das Impingementsyndrom kann als Einklemmung von Weichteilgewebe im subakromialen Raum beschrieben werden. Das ist der Raum zwischen Oberarmkopf und Schulterblattgräte. Aufgabe des Tapes ist es, diesen Raum zu entspannen und zu erweitern. Genau das erledigt das Supraspinatus-Tape (Anleitung s. S. 75). Da wir bei diesem speziellen Tape weder die Muskulatur vordehnen, noch das Tape dehnen, sondern den Arm um mindestens 90 Grad zur Seite heben und den Unter-

arm nach außen drehen, erzielen wir eine Entlastung, sobald der Arm in die normale Ausgangsposition zurückgeht. Die Entspannung wird noch weiter durch ein Quertape verstärkt, das einen Zentimeter unter der Schulterecke mit vollem Zug in Richtung Hals um die Schulter herumgelegt wird. Sofort nach dem Tapen spüren Sie eine deutliche Entlastung. Sie werden vermutlich das Gefühl haben, der Arm würde nach oben gezogen. Die Bewegung der Schulter geht wie von selbst nach oben, und die kritische Phase von 80 bis 120 Grad beim Seitwärtsheben wird als deutlich weniger schmerzhaft erlebt. Ein großer Vorteil: Durch jede Bewegung wird dieser Bereich jetzt lymphatisch massiert. Die Entzündung wird abgebaut und selbst kalkhaltige Veränderungen können sich wieder abbauen.

Das können Sie sonst noch tun

Je nach Intensität der Schmerzen sollten Sie zunächst die Übungen einschränken, die stark über Kopf ausgeführt werden. Schwimmer könnten beispielsweise das Rückenschwimmen ohne Armeinsatz trainieren. Sind die Beschwerden nicht zu stark bzw. bereits etwas abgeklungen,

---

GUT ZU WISSEN

Ab ins Fitness-Studio

Schildern Sie dem Trainer Ihre Problematik und beschreiben Sie, in welcher Form Ihre Schultern beim Sport vor allem belastet werden. Lassen Sie sich Übungen zeigen, mit denen die sonst nicht so stark eingesetzten Muskeln gezielt gekräftigt werden können.

sollten Sie die Muskulatur der Schultern gezielt aufbauen. Haben Sie Geduld. Drei bis sechs Monate müssen Sie einplanen, bis Muskelaufbau und andere konservative Methoden gute Resultate zeigen.

Passive Dehnung

Um die Enge abzustellen, probieren Sie doch einmal Folgendes: Nehmen Sie eine Hantel in die Hand der schmerzenden Seite. Versuchen Sie es zunächst mit einem Kilo, manchmal stellt sich der Erfolg aber auch erst bei fünf oder sogar zehn Kilo ein. Lassen Sie den Arm einfach locker hängen oder pendeln ihn höchstens ganz wenig hin und her.

Kühlung gegen Entzündungen

Liegt eine Entzündung des Schleimbeutels oder eines anderen Bestandteiles der Schulter vor, bringt Kälte Linderung. Der Fachhandel bietet spezielle Gel-Kühlpacks an. Nehmen Sie einen aus dem Gefrierfach und schlagen ihn in ein dünnes Tuch ein. Er wird so lange auf die schmerzende Schulter gelegt, bis er nicht mehr kühlt. Wenn Sie den schmerzenden Bereich zur Nacht kühlen wollen, fixieren Sie den Kältepack mit einem Verband oder Schal. Achten Sie darauf, dass dabei nichts abgeschnürt wird.

GUT ZU WISSEN

Gut gekühlt

Wenn Sie kein Gel-Kühlpack zur Hand haben oder anschaffen möchten, helfen mal wieder die Tapes. Kleben Sie ein blaues Tape auf die Schmerzstelle und befeuchten es. Die Verdunstung sorgt für eine wunderbare Kühlung.

Sehnenentzündungen der Schulter

An den Sehnen des Schultergelenks kommt es aufgrund von Gewebeabbau bzw. von krankhaften Veränderungen zu einer chronischen Entzündung. Die Sehne eines Muskels kann betroffen sein. Meist sind aber mehrere Sehnen in Mitleidenschaft gezogen. Der Fachbegriff für Sehnenentzündungen lautet Tendinitiden.

Merkmale

Egal, ob die Muskeln Supraspinatus, Infraspinatus oder Teres minor betroffen sind, immer tritt ein lokaler Schmerz oben und seitlich an der Schulter auf sowie an der Vorderseite des Oberarmknochens. Typisch für die Entzündung des Supraspinatus sind Schmerzen, die durch Abspreizen des Armes gegen einen Widerstand stärker werden. Bei Infraspinatus und Teres minor werden die Beschwerden durch Außenrotation gegen einen Widerstand heftiger. Ist die Sehne des Subskapularis betroffen, treten die Schmerzen vor allem dort auf, wo der Muskel mit dem Oberarm verbunden ist. Sie nehmen bei Innenrotation gegen Widerstand zu. Zum Schluss sei noch der zweiköpfige Oberarmmuskel (Musculus biceps brachii) erwähnt. Degenerative Veränderungen und chronische Reizungen

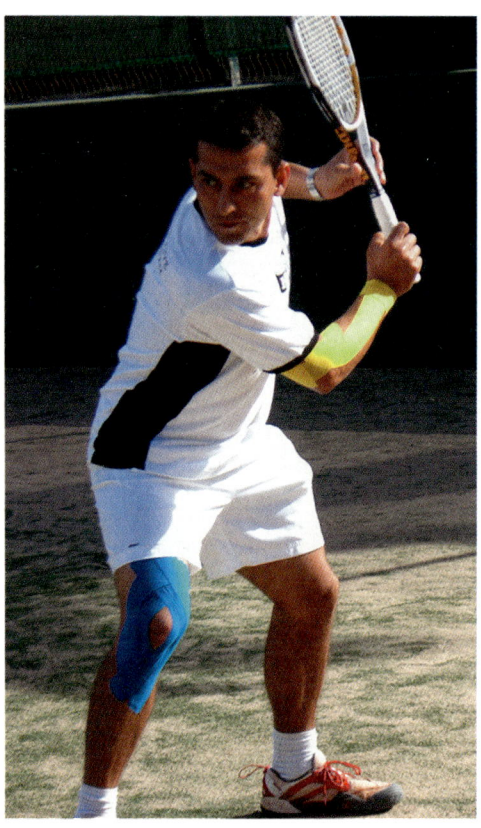

Übertreiben Sie Ihren Einsatz nicht. Sonst heißt es: Spiel, Satz und Schmerz.

Ursachen

Wie schon erwähnt, sind Tendinitiden eine Folge von degenerativen Zuständen. Das heißt, wenn ein Gelenk zerstört oder Gewebe abgebaut wird, kommt es zu den Entzündungen der umliegenden Sehnen.

Hilfe durch Medi-Taping

Bei einer Sehnenentzündung im Schulterbereich wird immer der Muskel mit einem Tape versorgt, zu dem die kranke Sehne gehört. Meist zeigt sich schnell, dass nicht ein Muskel allein betroffen ist, sondern ebenfalls benachbarte Muskeln. Üben Sie zur Überprüfung Druck auf den Ansatz und den Ursprung der umliegenden Muskeln aus. Wenn ein Schmerz auftritt, tapen Sie den getesteten Muskel mit.

Das können Sie sonst noch tun

Auf eine akute Sehnenentzündung sollten Sie mit einer Trainingspause von zwei oder drei Tagen reagieren. Manchmal ist es sogar sinnvoll, den Arm in einer Schlinge zu halten. Kälte kann auch hier wieder die Beschwerden lindern. Sobald die Schmerzen so zurückgegangen sind, dass sie ein Training erlauben, sollten Sie die Schulter wieder bewegen. Mit Medi-Taping können die Schmerzen sofort so stark verringert sein, dass Sie Sport treiben können.

können zu einer Entzündung der Sehne führen. Diese reagiert schmerzhaft auf Druck. Der Schmerz tritt an der Schultervorderseite auf und wird durch Drehung des Unterarmes nach innen gegen einen Widerstand schlimmer.

Verletzung der Rotatorenmanschette

Sie haben gelesen, dass die Muskel-Sehnen-Kappe, auch Rotatorenmanschette, aus vier Muskeln besteht. Dazu gehören natürlich auch die entsprechenden Sehnen. Zusammen bilden sie das »Dach« des gesamten Schultergelenks. In diesem Bereich kann es zu kleinen Rissen kommen.

Merkmale

Kleine Risse bemerken Sie unter Umständen gar nicht. Oder sie machen nur über ein bis zwei Tage zunehmende Beschwerden. Bei größeren Rissen tritt ein spürbares Schnappen auf. Die Schmerzen sind vor allem am Akromion spürbar. Das ist ein Knochenvorsprung des Schulterblattes. Sie strahlen in das Schulterblatt oder in die Muskeln, zum Teil bis in den Unterarm aus. Strecken Sie den betroffenen Arm zur Seite oder drehen ihn nach innen, das Ganze jeweils gegen einen Widerstand, nehmen die Beschwerden zu. Die Vorderseite des Oberarmknochens reagiert schmerzhaft auf Druck.

Ursachen

Verantwortlich für diese Art der Erkrankung ist meist eine Kombination aus ei-

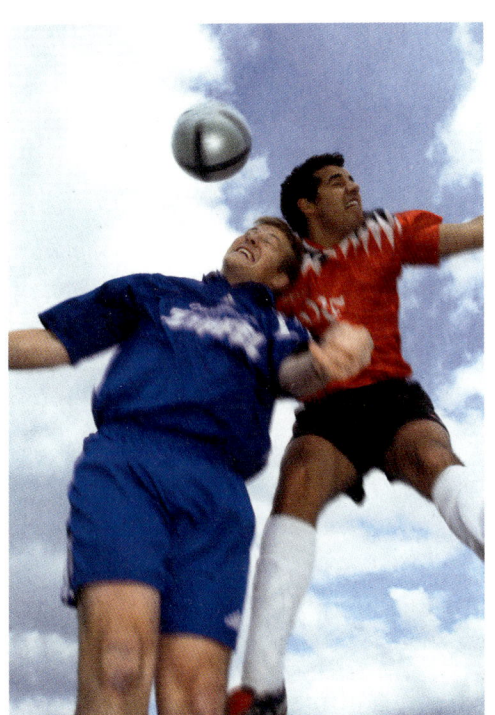

nem Abbau von Knochen- oder Knorpelmasse sowie äußerer Einwirkung. Neben der krankhaften Veränderung von verschiedenen Gewebsstrukturen spielen also fast immer Belastungen eine Rolle, wie sie etwa in Kontaktsportarten vorkommen. Das können Stürze sein, bei denen beispielsweise ein Fußballer über die Schulter abrollt, Zusammenstöße mit anderen Spielern oder auch harter Ballkontakt.

Hilfe durch Medi-Taping

Fünf verschiedene Tapes versprechen schnelle Hilfe. Es sind das Supraspinatus-Tape (Anleitung s. S. 75), das Delta-Tape (s. S. 78), Triceps-Tape (s. S. 79), sowie häufig auch das Schulterblatt-Tape (s. S. 81) und manchmal das Schulterluxationstape (s. S. 82).

Das können Sie sonst noch tun

Schlägt Ihnen ein Orthopäde eine Operation vor, probieren Sie vorher bitte unbedingt das Tapen aus. Erst wenn das nicht hilft und auch ein zweiter Fachmann einen

Eingriff für unverzichtbar hält, sollten Sie sich mit dem Gedanken vertraut machen. In leichteren Fällen kann nach einer kurzfristigen Ruhigstellung Krankengymnastik helfen. Sind Sie getapet, können Sie direkt mit sanftem Muskelaufbau beginnen.

Nicht definierte Schulterschmerzen

Sie sind zu einem Auswärtsspiel in eine andere Stadt gefahren oder drehen im Urlaub Ihre Runden im Schwimmbad, und plötzlich treten lästige Schulterschmerzen auf, die Sie schnell und ohne große Diagnose in den Griff bekommen möchten. Gut, wenn Sie in solchen Fällen verschiedene Tapes zur Hand haben. Vor allem drei zeigen oft eine gute Wirkung.

Immer einen Versuch wert

Beginnen Sie mit dem Pectoralis-Tape (Anleitung s. S. 85), danach setzen Sie das Supraspinatus-Tape (s. S. 75). Damit ist der Bizeps bereits versorgt. Oftmals reichen diese beiden Tapes aus. Sollten Sie jedoch bei rotierenden Bewegungen noch im vorderen oberen Schulterbereich einen Schmerzpunkt verspüren, legen Sie zusätzlich das Triceps-Tape (s. S. 79) in entgegengesetzter Farbe an. Damit schließen Sie den Musculus teres in die Behandlung ein.

GUT ZU WISSEN

Denken Sie weiter!

Bei Schulterschmerzen müssen auch angrenzende Muskelgruppen berücksichtigt werden. So ist es nicht selten, dass man sowohl den Unterarm als auch die Nackenmuskulatur mit versorgen muss. Am Unterarm kommt ein Golferellenbogentape, im Nackenbereich Scalenus- oder Trapezius-Tape infrage. Stellt sich durch das Tapen kein Erfolg ein, liegt kein muskuläres Problem vor. Suchen Sie bitte unbedingt einen Arzt auf, um die tatsächliche Ursache abklären zu lassen.

Tapes für die Schultern

In diesem Abschnitt finden Sie die detaillierte Beschreibung der verschiedenen Schulter-Tapes. Der ausgebildete Fachmann sollte sie Ihnen anlegen. Wenn Sie aufgrund bereits vorliegender Erfahrungen bzw. einer genauen Diagnose selbst tätig werden wollen, müssen Sie sich Hilfe holen, da Sie selbst naturgemäß nur eine Hand zur Verfügung haben.

Supraspinatus-Tape

Der Supraspinatus, auf Deutsch Obergrätenmuskel genannt, ist neben dem Deltamuskel maßgeblich am Heben und Abspreizen des Armes beteiligt. Darüber hinaus spannt er die Gelenkkapsel derartig, dass der Kopf des Oberarmknochens nicht aus seiner gesunden Position in der Schulterpfanne nach unten rutschen kann. Bei Schulterschmerzen ist er meistens beteiligt und wird daher auch fast immer getapet.

GUT ZU WISSEN

Dem Patienten abgeschaut

Nicht selten betreten Schulter-Patienten die Praxis, die mit dem gesunden Arm den Ellenbogen der Gegenseite festhalten und ihn leicht nach oben drücken. Diese Entlastung lindert den Schmerz. Das Tape ahmt den Effekt nach. Wird der Arm zunächst abgespreizt und dann beklebt, entsteht bei hängendem Arm ein Zug nach oben.

So wird's gemacht

Messen Sie einen Streifen als Quertape ab, der die Länge des Oberarmes haben soll.

❶ Strecken Sie dann, wenn möglich, den Arm seitlich in die Horizontale, der Unterarm ist dabei nach außen gedreht, die Handfläche zeigt also nach oben. Legen Sie das Tape zum Messen direkt oberhalb der Ellenbogenbeuge an, führen es über das Schultereckgelenk, das die Verbindung zwischen Schulterblatt und Schlüsselbein darstellt bis hin zur Wirbelsäule.

❷ Hiervon benötigen Sie zwei Streifen. Der Arm wird in der Position gehalten, die Streifen dicht nebeneinander in einer gedachten Linie von der Ellenbogenbeuge über die Schulter zur Wirbelsäule geklebt. Dehnen Sie die Tapes bitte nicht, aber achten Sie darauf, dass mindestens eines über das Schultereckgelenk läuft.

❸ Den Arm jetzt wieder locker hängen lassen. Als Nächstes wird das Quertape aufgebracht. Dazu bedarf es einiger Übung! Reißen Sie das Papier in der Mitte ein. Mithilfe der Daumentechnik setzen Sie das Pflaster bei voller Dehnung an der seitlichen Schulterecke unterhalb der äußeren Schulterblattgräte an.

❶

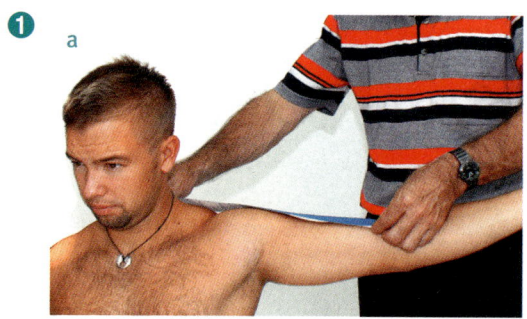

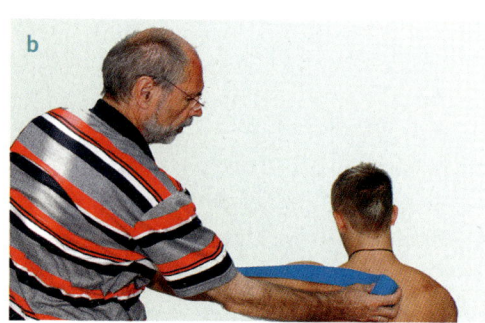

Messen Sie vom Ellenbogen über die Schulter.

❷

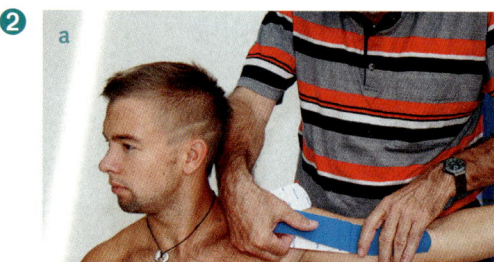

❸

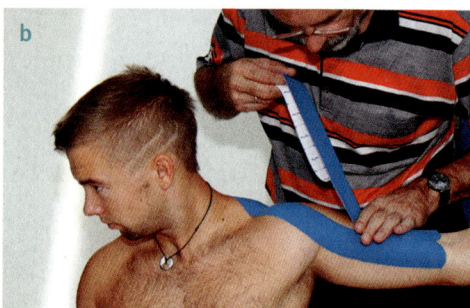

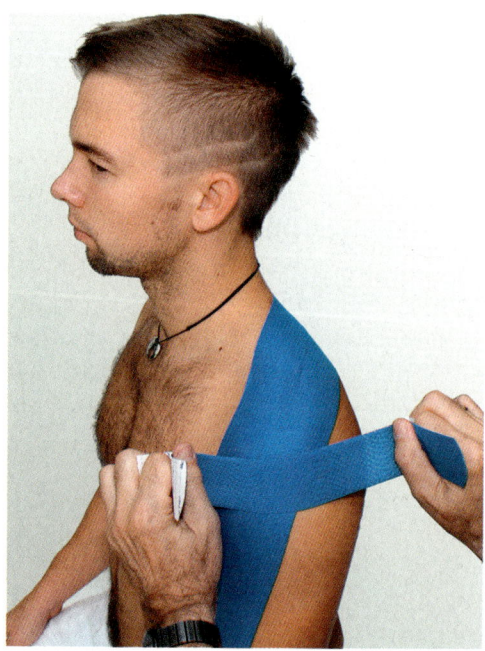

Auf den richtigen Punkt kommt es an.

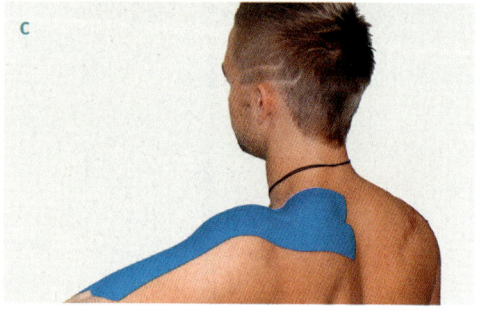

Innen und seitlich laufen die Tapes nach oben und hinten.

❹ Tasten Sie sich auf dem höchsten Schulterknochen nach außen, um den richtigen Punkt zu finden. Kleben Sie um das Eckgelenk herum, während Sie mit beiden Enden des Tapes kräftig Zug in Richtung Hals ausüben, wie auf der zweiten Abbildung zu sehen ist.

❺ Liegt das Klebeband um das Gelenk herum, lassen Sie Zug nach und streichen den Rest des Streifens nur an beiden Enden zum Hals hin aus, bis das Tape schließlich wie ein Hufeisen die Schulter umfasst.

GUT ZU WISSEN

Bitte beachten

Setzen Sie das Tape nicht zu weit unten an. Stellen Sie außerdem sicher, dass es an den Enden nicht mehr gedehnt ist. Es darf beim Heben des Armes keine Einschränkung zu spüren sein, und die Enden sollen sich natürlich nicht lösen.

❹
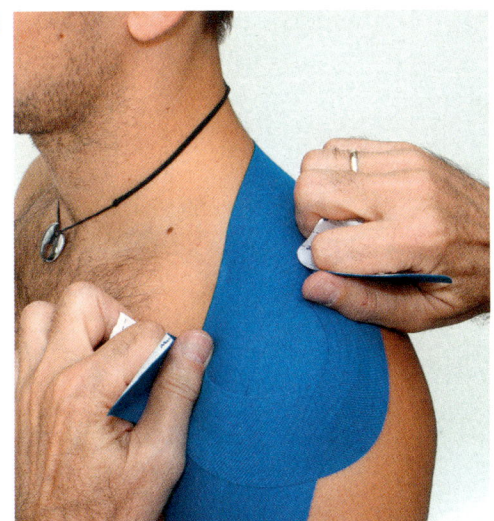
Kräftig dehnen,

❺
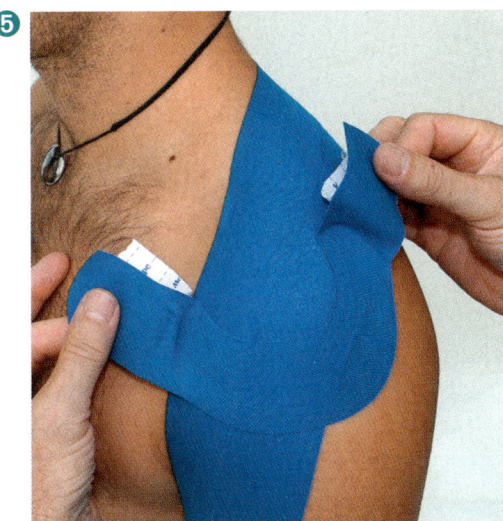
die Enden locker lassen.

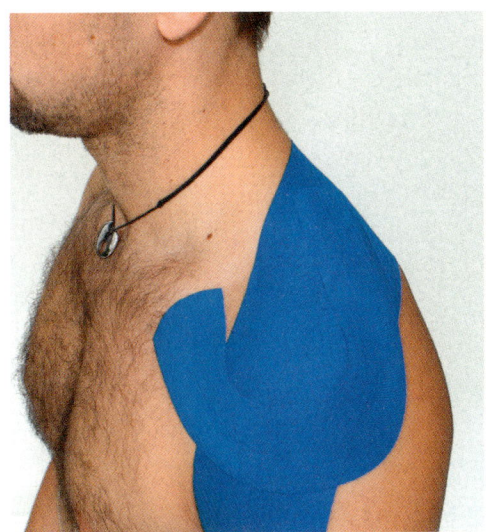
Das fertige Supraspinatus-Tape.

Delta-Tape

Der Delta-Muskel ist ein dreieckiger Muskel, der wie eine Kappe auf der Schulter liegt. Er ist im Sport dem ständigen Risiko ausgesetzt, gegen den Knochen gepresst zu werden. Selten ist er allein betroffen. Sind Druckschmerzen an seinem Ansatz zu spüren, sollten Sie ihn aber mit behandeln.

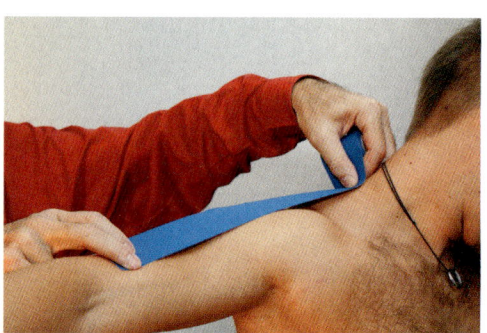

Der dreieckige Schultermuskel spannt sich über das gesamte oberste Stück des Oberarms, sodass Sie ihn nicht verfehlen können.

So wird's gemacht

Strecken Sie den Arm im 90-Grad-Winkel zur Seite, ohne ihn dabei zu verdrehen. Gemessen wird von oberhalb des Ellenbogens über die Schulter bis zur Wirbelsäule. Von dieser Länge benötigen Sie zwei Streifen.

❶ Der Arm bleibt gestreckt. Setzen Sie den Anker des ersten Pflasters oberhalb des Ellenbogens. Von dort führen Sie es ohne Zug über die Schulterecke bis zur Wirbelsäule.

❷ Den zweiten Streifen kleben Sie in gleicher Art genau neben den ersten. Verzichten Sie auch hierbei auf eine Dehnung des Materials.

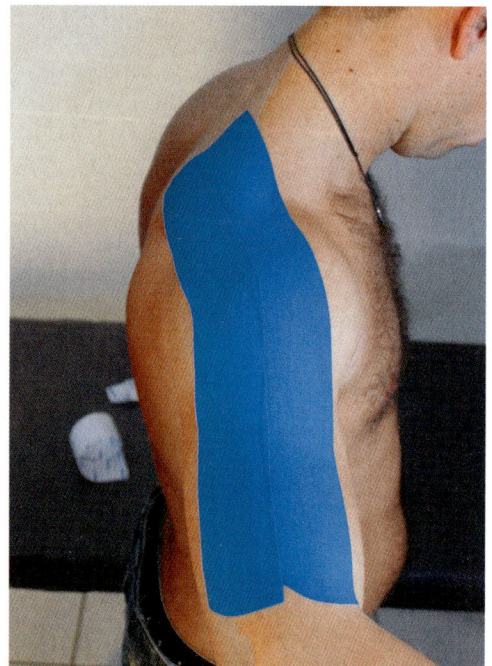

Das fertige Delta-Tape entlastet den Oberarm in der Schulter. Deshalb wird es auch bei Verletzungen des Schulterdachs eingesetzt.

Triceps-Tape

Sie sind Tennisspieler und haben Schmerzen beim Aufschlag. Als Handballer spüren Sie immer ein deutliches Ziehen in der Schulter, wenn Sie werfen. Oder meldet sich Ihre Schulter beim Kraulen? Mit dem Triceps-Sport-Tape unterstützen Sie die Schulter therapeutisch. Besonders erfolgreich setzen Sie es zusammen mit dem Supraspinatus-Tape ein, und zwar energetisch genau entgegengesetzt. Das heißt, wenn Sie den Supraspinatus in Blau behandelt haben, kleben Sie das Triceps-Tape in Rot.

So wird's gemacht

Dehnen Sie den Triceps vor, indem Sie den Arm so stark wie möglich anwinkeln.

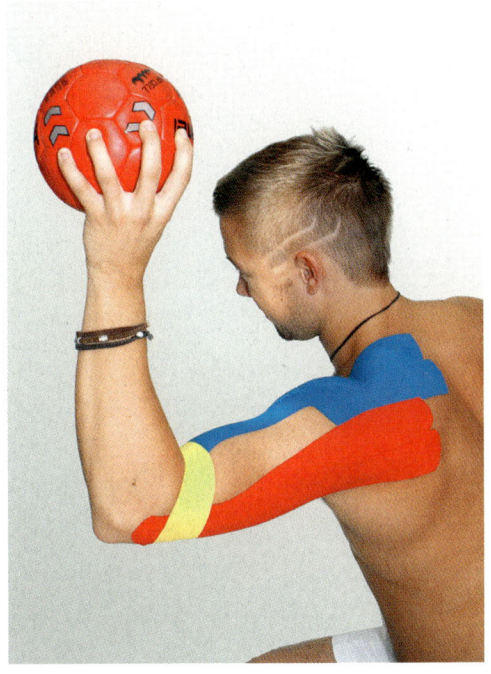

Blaues Supraspinatus-, rotes Triceps-Tape mit gelbem Anker.

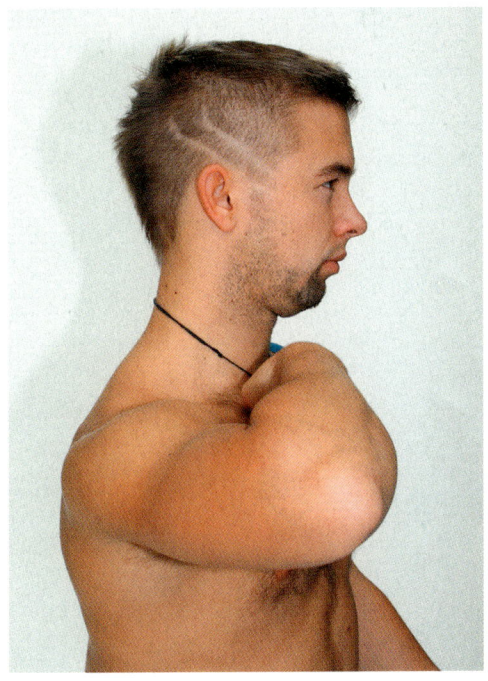

Faust zur Brust, Ellenbogen spitz.

Messen Sie vom Ellenbogen bis auf das Schulterblatt zwei gleich lange Streifen.

❶ Abschneiden, Ecken wie gewohnt abrunden und den Anker direkt oberhalb des Ellenbogens setzen. Streifen Sie das Tape zum Schulterblatt hin ohne jegliche Dehnung aus.

❷ Das zweite Tape wird in gleicher Art an das erste angelegt.

❸ Zum Schluss messen Sie bitte einen Streifen ab, der oberhalb des Ellenbogens einmal um den Oberarm passt. Kleben Sie diesen ohne Zug auf.

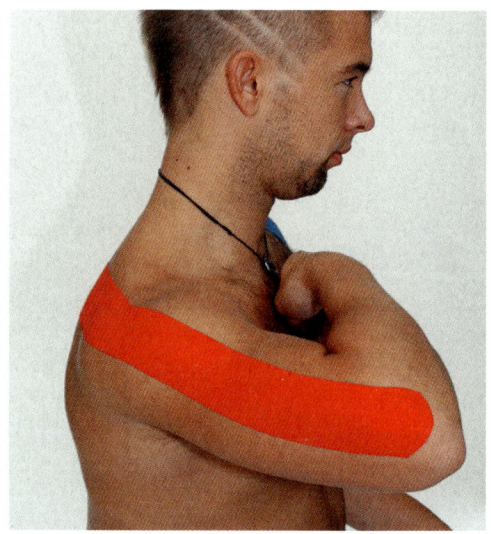

❶

Der erste Streifen verläuft oberhalb der Armmitte.

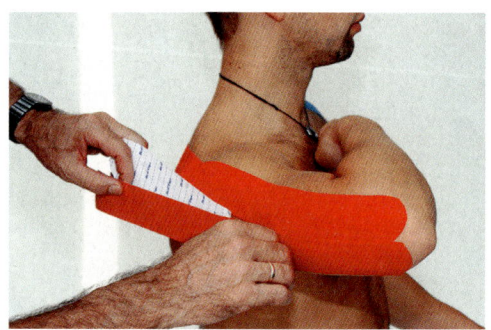

❷

Den zweiten Streifen direkt daruntersetzen.

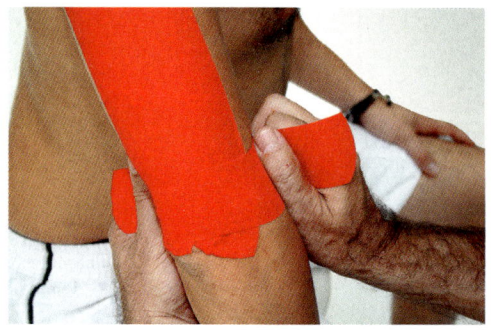

❸

Das dritte Pflaster verankert die Längsstreifen.

Schulterblatt-Tape

Bei Schulterschmerzen wird die gesamte Schulter leider sehr leicht steif. Nehmen Sie einmal beide Arme ganz nach oben, Sie werden merken, dass zum Schluss die Schulterblätter zum Einsatz kommen.

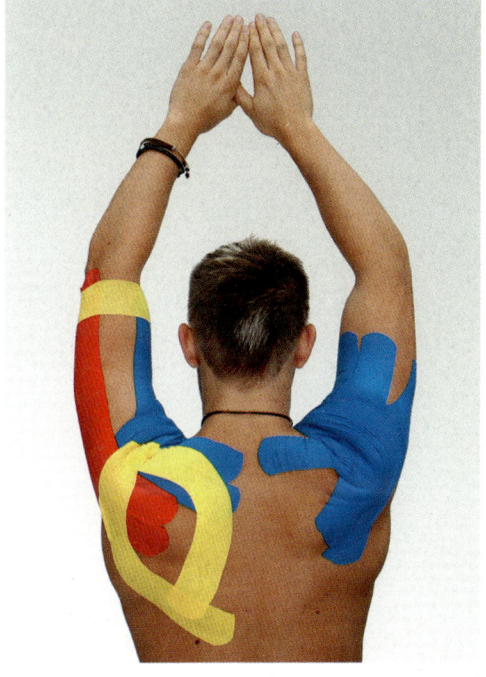

Zum Supraspinatus- und Triceps-Tape wird links ein Schulterblatt-Tape aufgebracht.

So wird's gemacht

Messen Sie ein Tape von der Schulterecke in Richtung Wirbelsäule am oberen Rand des Schulterblattes entlang bis zur unteren Schulterblattspitze und ein weiteres ebenfalls von der Schulterecke jedoch in die andere Richtung, also am äußeren Schulterblattrand entlang wiederum bis zur unteren Schulterblattspitze. Das Schultergelenk ist währenddessen in Ruheposition. Eine Vordehnung wird nicht benötigt.

❶ Setzen Sie den Anker des ersten Pflasters auf die Schulterecke und umfahren den Rand des Schulterblattes, wie Sie es schon beim Abmessen getan haben.

❶

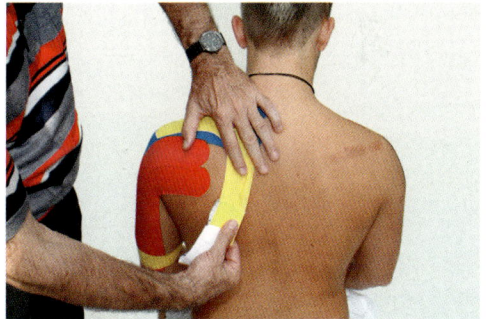

Zuerst wird der zur Körpermitte gelegene Teil des Schulterblattes nachgezeichnet.

Sie bewegen sich nach oben. Bei Beschwerden sind Sie in der Bewegung vermutlich eingeschränkt. Manchmal treten in diesem Bereich auch isolierte Schmerzen auf. In jedem Fall ist ein Schulterblatt-Tape hilfreich. Durch seine Versorgung werden alle Muskeln, die am Schulterblatt ansetzen, entspannt. Das bringt meist eine sofortige Linderung.

GUT ZU WISSEN

Funktionstest

Strecken Sie die Arme nach dem Tapen wieder beide in die Höhe. Sie sollten sie nun leichter und weiter bewegen können.

Sie können den ersten Streifen mit leichter Dehnung aufbringen. Bitte zum Ende des Tapes den Zug wieder wegnehmen, damit es sich bei Belastung nicht löst.

❷ Setzen Sie nun auch den zweiten Streifen an und führen ihn am äußeren Schulterblattrand bis zur Spitze, wo beide Tapes sich treffen und führen ihn am äußeren Schulterblattrand ohne jegliche Dehnung bis zur Spitze, wo beide Tapes sich treffen. Ganz wichtig: Wenn Sie das Klebeband hier dehnen, hält es nicht.

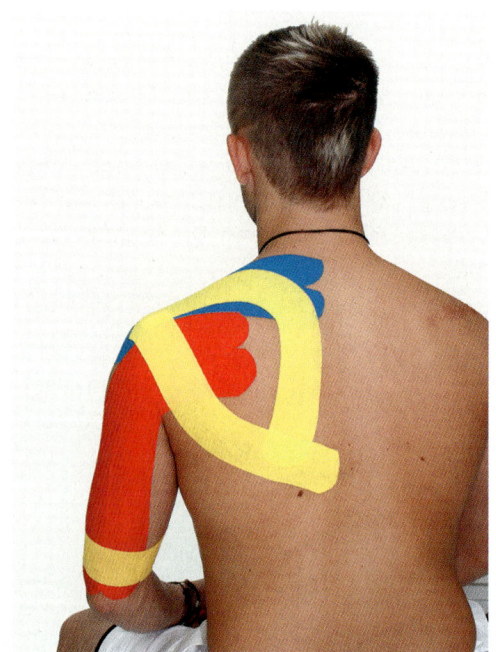

❷

Nach Kleben des zweiten Pflasters ist das Schulterblatt umschlossen.

Schulterluxationstape

Unter einer Schulterluxation versteht man eine Verrenkung der Schulter. Der Volksmund spricht auch von der ausgekugelten Schulter. Der Oberarmkopf liegt dabei nicht mehr an der Schulterpfanne, wo er eigentlich hingehört. Zu dieser äußerst schmerzhaften Verletzung kann es kommen, wenn der Arm mit einer Drehung nach außen vom Körper weg gehebelt wird. Bei vielen Ballsportarten passiert das, wenn zwei Spieler unglücklich und mit Schwung ineinander laufen. Auch nach Stürzen mit dem Fahrrad ist das Auskugeln nicht selten anzutreffen.

GUT ZU WISSEN

Klassische Anwendung

Setzen Sie das Schulterluxationstape ein, wenn die Schulter verrenkt war oder wenn Sie heftig auf die Schulter gefallen sind. Sie sind dann schneller schmerzfrei und können auch eher wieder auf dem Sportplatz stehen. Der erste Schritt nach dem Auskugeln muss immer das Einrenken sein!

So wird's gemacht

Wie Sie auf den Bildern sehen können, wird mit langen Tapes gearbeitet, die weit über die Schulter auf den Oberarm ragen. Bitte sparen Sie nicht und verwenden kurze Streifen, da das Schultergelenk damit nicht stabilisiert werden kann. Die Schulter ist in Ruheposition. Nehmen Sie als Tapemaß die gesamte Länge des Oberarmes und schneiden davon sechs gleich lange Streifen. Das Papier wird jeweils in der Mitte aufgerissen, die Daumentechnik genutzt, um eine volle Dehnung zu erreichen. Dehnen Sie das Tape bitte über der Schulter zu 100 Prozent. An den Enden nehmen Sie wie üblich Zug heraus.

❶ Beginnen Sie mit einem Pflaster, das etwa mittig über den Arm läuft. Es folgt dem Verlauf von Delta- und Supraspinatus-Muskel.

❷ Die nächsten beiden Streifen kleben Sie wie ein Kreuz darüber. Alle drei treffen sich über dem Schultergelenk, sodass sich ein Stern ergibt.

❶
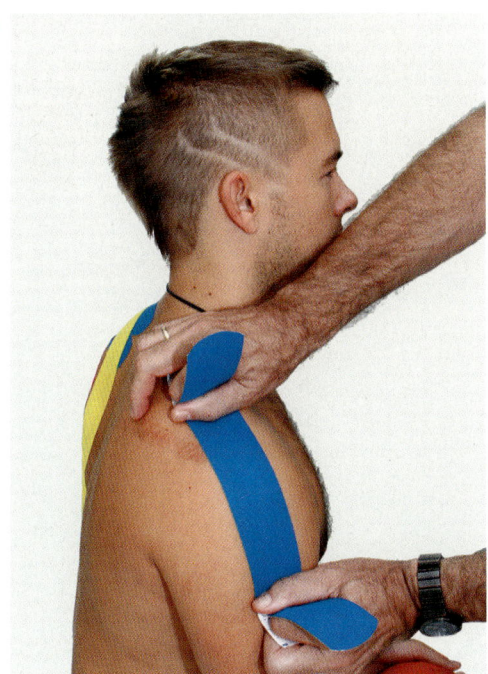
Dehnen Sie das Tape über dem Schultergelenk.

❷
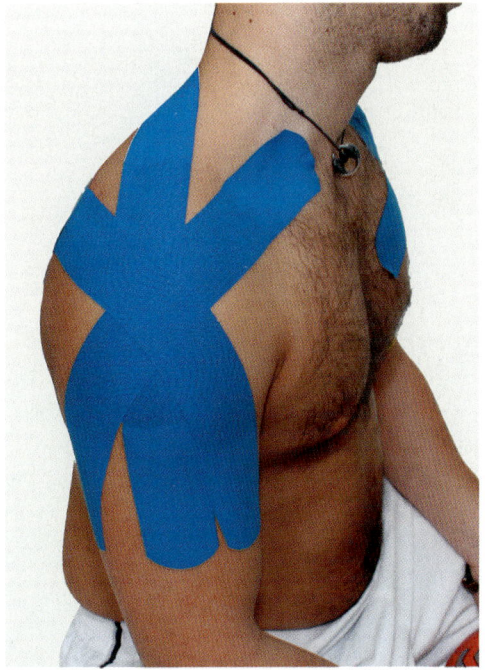
Der Stern stabilisiert bereits das Schultergelenk.

❸ Dort, wo die Streifen nach oben auseinander laufen, wird ein viertes Tape
sozusagen als Dach angebracht. Es fasst
im Bogen den Oberarm ein.

❹ Schließlich werden zwei Tapes in Höhe
der auslaufenden Schulterblattgräte
untereinander um die Schulter geführt.
Das sollte in etwa dort sein, wo sich die
zuerst aufgebrachten drei Längs-Tapes
treffen.

Wenn Sie zwei Bögen direkt nebeneinander kleben, sollten alle freie Stellen
im Schulterbereich bedeckt sein. Sie haben nun eine deutliche Festigkeit, die aber
noch Bewegung zulässt, was jedes Mal
eine Massage des verletzten Gewebes bedeutet.

❸

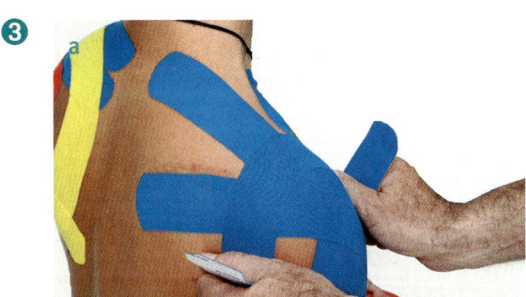

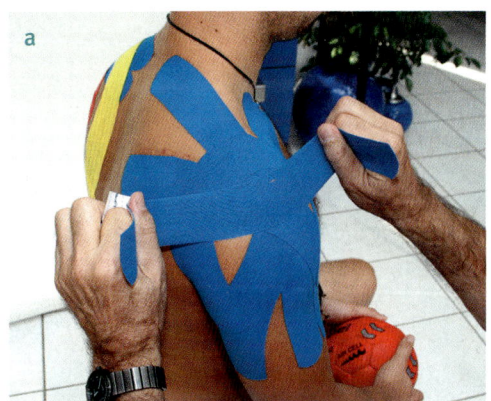 ❹

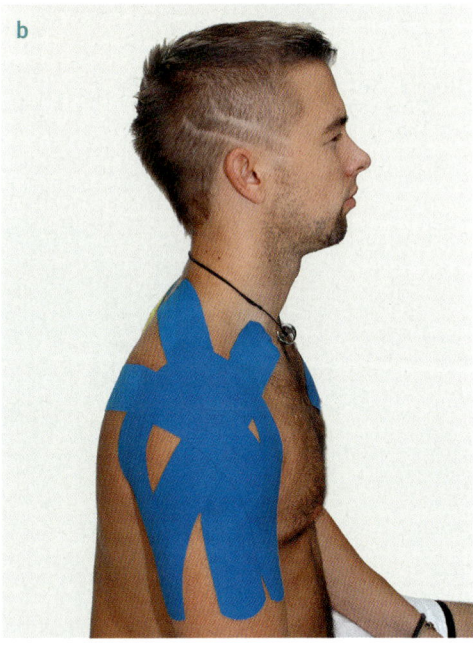

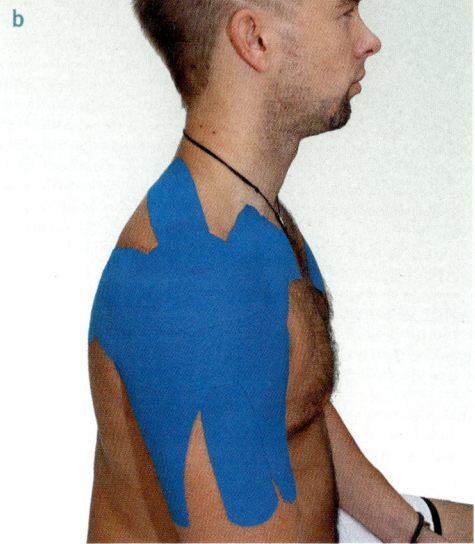

Ein mit Dehnung aufgebrachtes Tape stabilisiert den Oberarm.

Nach dem Dach folgen zwei von unten nach
oben verlaufende Bögen.

Pektoralis-Tape

Der große Brustmuskel, im Fachjargon Pektoralismuskel genannt, wirkt bei vielen Bewegungen im Bereich des Sports mit und ist daher stark gefordert und belastet.

Hand- oder Volleyballer kennen das typische Ziehen, wenn sie den Ball hinter dem Rücken von einer Hand in die andere wechseln. Auch ein Druckschmerz ist sozusagen klassisch, wenn hier ein muskuläres Problem vorliegt.

So wird's gemacht

❶ Stellen Sie sich aufrecht hin, recken Sie die Brust nach vorn, und strecken Sie beide Arme so weit nach hinten, wie es Ihnen möglich ist.

Messen Sie ein Tape in einer Länge, die vom Muskelansatz im Oberarm bis zum Brustbein reicht, ab.

❷ Der Muskelansatz liegt etwa auf der Vorderseite des Oberarmes. Ertasten Sie die richtige Stelle, die auf Druck schmerzhaft reagieren wird. Dort setzen Sie den Anker des Tapes. Der Brustmuskel bleibt gedehnt, der ent-

sprechende Arm also nach hinten gestreckt.

Ohne Zug streichen Sie das Pflaster so zum Brustbein hin aus, dass sein oberer Rand ein Stück unter dem Schlüsselbein verläuft.

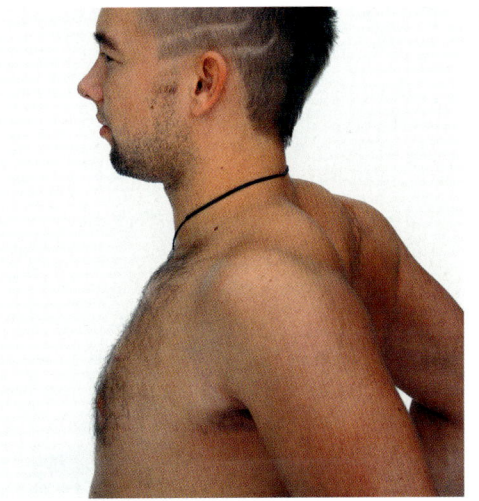

❶

Der Brustmuskel wird für die Behandlung vorgedehnt.

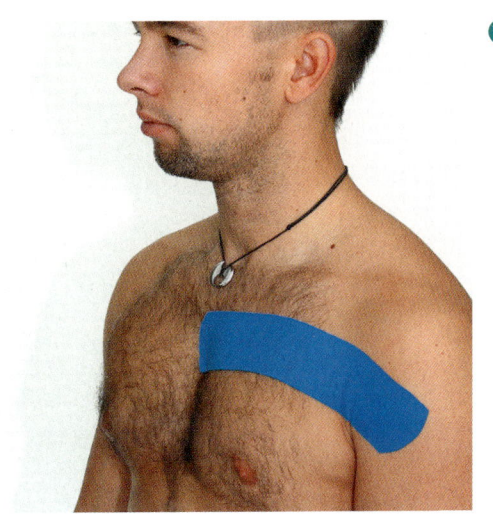

❷

Einfach, aber effektiv, das Pektoralis-Tape.

Beschwerden an Hüfte und Gesäß

Eine große Gruppe von Sportlern klagt über Schmerzen im Gesäß, der Leistengegend oder auch in den Beinen bis hinunter zu den Zehen. Vor allem betroffen sind neben Fußballspielern und Läufern auch Turner, Balletttänzer und Leichtathleten. Die Ursachen für die Probleme liegen nicht selten im Bereich der Hüfte und der Gesäßmuskulatur.

Ein wenig Anatomie

Im Unterschied zum Oberkörper mit seiner mächtig entwickelten Muskulatur des Schultergürtels fehlen im Bereich des Beckengürtels entsprechende Muskeln.

Dafür ist die Wirbelsäule fest im Beckenring verankert und wird nur von der Muskulatur gehalten. Auch die Hüft- und Gesäßmuskulatur ist sehr kräftig entwickelt. Sie ist für unseren aufrechten Gang verantwortlich, der einerseits Gleichgewichtsprobleme mit sich bringt, andererseits nur durch eine kraftvolle Muskulatur möglich

> ### GUT ZU WISSEN
>
> ### Zur Erinnerung
>
> Denken Sie daran, dass die Statik oft die Wurzel des Übels ist. Prüfen Sie, ob Sie schief sind und stellen diesen Zustand ab. Nur dann werden Sie auf lange Sicht schmerzfrei Sport treiben und den Alltag bewältigen können.

ist. Oft löst eine Fehlbelastung Schmerzen oder Bewegungseinschränkungen aus.

Der Lenden-Darmbein-Muskel

Der Musculus iliopsoas, wie der Lenden-Darmbein-Muskel auf Lateinisch heißt, ist der wichtigste Beuger im Hüftgelenk und spielt die Hauptrolle in der dortigen Statik. Sie benötigen ihn für alle schnellen Beugebewegungen. Richtig aktiv ist er zum Beispiel, wenn Sie zum Weit- oder Hochsprung abspringen, beim Hürdenlauf, aber auch beim Klettern oder Sprinten. Unter anderem agiert der aus großem Lenden- und Darmbeinmuskel bestehende Iliopsoas zusammen mit dem vorderen Schenkelstrecker, dem Rectus femoris.

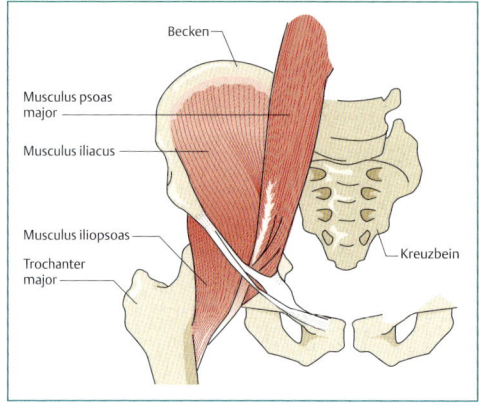

Becken

Musculus psoas major

Musculus iliacus

Musculus iliopsoas

Trochanter major

Kreuzbein

Das Becken, eine eher knochige Angelegenheit.

Problem: Psoasverkürzungen

Der soeben beschriebene Lenden-Darm-bein-Muskel, der Ihnen auch als Hüftbeugermuskel begegnen kann, ist ein typischer Haltemuskel mit überwiegend langsam zuckenden roten Muskelfasern. Das bedeutet leider, dass er zum Verkürzen neigt.

Merkmale

Die Psoasverkürzung tritt absolut häufig auf. Anfangs erkennen Sie nur im Liegen, wenn sich die Knie in Rückenlage nicht auf der Unterlage befinden. Ist der Muskel bereits stark verkürzt, sehen Sie das an einer vermehrten Beckenkippung nach vorn und nicht selten auch an einem Hohlkreuz.

Aus diesen Fehlhaltungen resultieren wiederum hartnäckige Beschwerden der Lendenwirbelsäule und Hüfte sowie der Oberschenkelmuskulatur und der Knie.

Ursachen

Die Antwort ist einfach, sie lautet: mangelnde Dehnung. Zum Beispiel durch eine überwiegend im Sitzen auszuführende Tätigkeit oder das einseitige Training des Oberschenkelstreckers, wie es bei Läufern oder Fußballern an der Tagesordnung ist. Ganz so einfach ist es dann aber doch nicht, denn auch die Bauch- und Gesäßmuskulatur spielen eine Rolle. Starke Bauchmus-

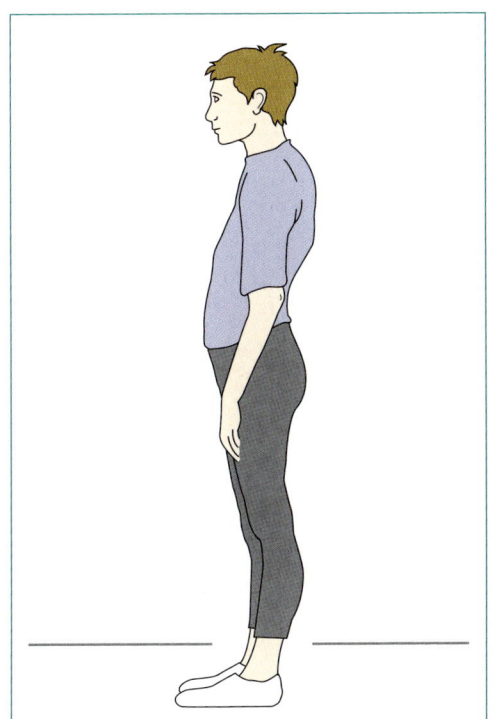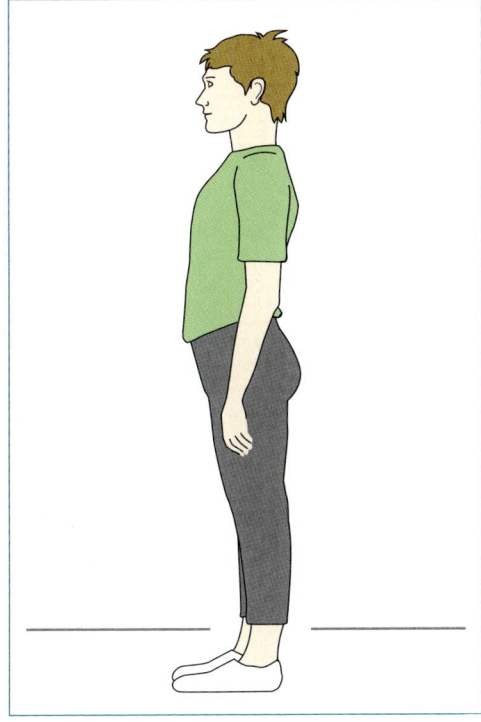

Haltung mit verkürzter (links) und gesunder Muskulatur (rechts).

Der Thomas-Handgriff

So entlarven Sie Verkürzungen des Lenden-Darmbein- oder vierköpfigen Oberschenkelmuskels: Legen Sie sich ausgestreckt auf den Rücken. Winkeln Sie ein Bein an und ziehen das Knie zu sich heran, sodass ein eventuell vorhandenes Hohlkreuz ausgeglichen wird. Sie spüren, dass der untere Rücken auf die Unterlage drückt. Liegt eine Verkürzung vor, wird sich der Oberschenkel des anderen Beines von der Unterlage abheben.

keln verhindern zum Beispiel, dass das Becken nach vorn wegkippen kann. Sie verhindern natürlich nicht die eigentliche Psoasverkürzung, aber immerhin die negative Auswirkung, also die Fehlhaltung.

Hilfe durch Medi-Taping

Wenn Sie die Haltemuskeln tapen, entspannen diese sehr viel besser, was der Verkürzung entgegenwirkt. Und natürlich sind Ihre Schmerzen mit einem Tape sofort

Nicht die Gelenke sind schuld

Bildgebende Diagnoseverfahren bringen fast immer Verschleißerscheinungen, Meniskusschäden oder Bandscheibenvorfälle ans Licht, wenn Sportler oder ältere nicht mehr aktive Menschen über Probleme klagen. Werden jedoch die Muskeln im Bereich der Hüfte und des Gesäßes getapet, ist der Schmerz in 90 Prozent der Fälle weg.

verschwunden oder zumindest erheblich verringert. Das hat den schönen Effekt, dass Sie auch wieder besser dehnen und die Verkürzung so Stück für Stück beseitigen können. Das Tape für diesen Muskel heißt Psoas-Sport-Tape (Anleitung s. S. 92).

Das können Sie sonst noch tun

Bauen Sie in Ihr Training immer Dehnübungen für den Hüftbeuger ein. Das ist ganz einfach: Machen Sie einen Ausfallschritt nach vorn. Das hintere Bein gestreckt weit nach hinten schieben. Achten Sie unbedingt darauf, dass der Fuß nicht zur Seite gedreht wird, sondern die Fußspitze ganz gerade nach vorn zeigt. Spannen Sie die Bauch- und die Gesäßmuskeln an, damit Sie nicht ins Hohlkreuz fallen. Spüren Sie etwa eine halbe Minute die Spannung, richten sich langsam wieder auf und wiederholen die Übung mit dem anderen Bein.

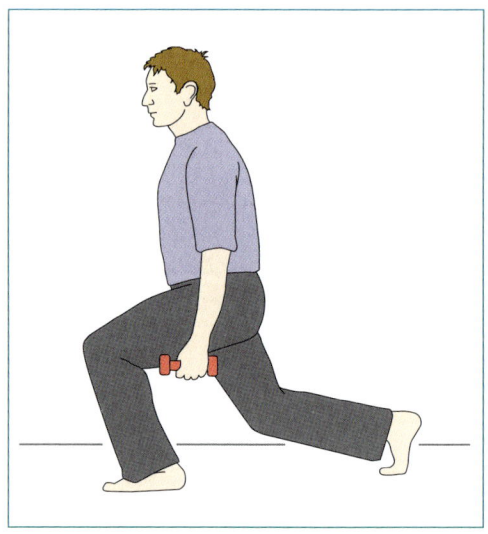

Mit Hanteln wird die Übung noch effektiver bzw. kann auch zur Stärkung genutzt werden.

Das ISG-Problem

Balletttänzer spreizen die Beine im Sprung und drehen sie dabei auch noch nach außen. Auch Turner tun das bei der Ausführung verschiedenster Figuren. Falls Sie als Torwart im Einsatz sind, dürfte Ihnen diese Bewegung ebenfalls bekannt vorkommen. Und möglicherweise auch der damit oft verbundene hartnäckige Schmerz im Gesäß. Dann können Sie davon ausgehen, dass Ihr Piriformis, ein birnenförmiger Skelettmuskel, der vom Becken zum Oberschenkel verläuft, Schwierigkeiten macht.

Merkmale

Typisches Symptom sind die Schmerzen im Gesäß, die vom Kreuzbein bis in die Waden ausstrahlen können. Auch Taubheits- und Kältegefühle treten manchmal auf und können die Leistengegend ebenso betreffen wie sogar die Zehen.

Ursachen

Ein genauer Blick auf die Anatomie erklärt, warum das so ist. Der Piriformis hat seinen Ursprung am Kreuzbein und zieht zum oberen Rand eines abgerundeten Knochenhöckers, der am Oberschenkelknochen sitzt. Wie bereits zum Thema Statik gesagt, ist das Iliosakralgelenk, also das Kreuz-Darmbein-Gelenk, sehr instabil. Genau dieses Gelenk liegt nun in direkter Nähe des birnenförmigen Muskels. Kommt es zu Verschiebungen, wird der Piriformis angespannt und drückt auf den Ischiasnerv, der von der Hüfte über den Oberschenkel in Richtung Kniekehle verläuft.

Hilfe durch Medi-Taping

Durch die erfolgreiche Behandlung des Piriformis-Muskels werden Sie meist auch ausstrahlende Schmerzen abstellen. Es muss allerdings auch gleich gesagt werden, dass nie ausschließlich dieser Muskel behandelt wird, sondern auch der Rücken und die Gesäßmuskulatur getapet werden. Versuchen Sie es bei Beschwerden auf jeden Fall mit dem Piriformis-Tape (Anleitung s. S. 94).

Das können Sie sonst noch tun

Sie wissen es, der Muskel ist nicht der eigentliche Auslöser Ihrer Beschwerden, die ISG-Blockade ist es. Es muss zum wiederholten Male gesagt werden: Bringen Sie zunächst Ihre Statik ins Lot. Beim Training sollten Sie unbedingt aufpassen, dass Sie sich nicht überlasten und nicht immer die gleichen monotonen Bewegungen ausführen bzw. Haltungen einnehmen. Versuchen Sie stattdessen Ihre gesamte Musku-

GUT ZU WISSEN

Sinnlose Operationen

Die Beschwerden des ISG-Problems werden leider manchmal mit denen eines Bandscheibenvorfalls oder einer Verengung des Wirbelsäulenkanals verwechselt. Da ist es nicht verwunderlich, dass früher häufig Operationen durchgeführt wurden – ohne Erfolg. Erst, wenn das Iliosakralgelenk wieder in Balance und der Piriformis in guter Verfassung ist, verschwinden die Schmerzen.

latur gleichmäßig zu kräftigen. Auch eine Rückenschule ist sicher nicht verkehrt und schützt vor Blockaden und Fehlbelastungen.

Schwache Gesäßmuskeln

Erneut sind die Tänzer zu erwähnen. Dieses Mal allerdings als gutes Beispiel, also als Beispiel einer Sportlergruppe, die vermutlich nicht von schwachen Gesäßmuskeln betroffen ist. Im Gegenteil: Die Hinterteile von Primaballerina und Co. sind meist wohlgeformt und leistungsfähig. Das ist nicht zu unterschätzen, denn der große Gesäßmuskel, der Glutaeus maximus, ist so ziemlich an allen Bewegungsabläufen beteiligt, wie Gehen oder Aufrichten aus der Rumpfbeuge. Und der kleine und mittlere stabilisieren das Becken und verhindern, dass es zur Seite des Schwungbeines abkippt. Darüber hinaus sind sie mit zuständig für das Abspreizen der Beine in der Hüfte.

Merkmale

Bei einer ausgeprägten Schwäche des großen Gesäßmuskels wird das Gehen erheblich erschwert. Es kann sogar so weit kommen, dass der Betroffene Gehhilfen benötigt. Auch das Aufrichten aus der Rumpfbeuge funktioniert nicht mehr. Der Patient muss sich mithilfe seiner Arme hochstemmen. Außerdem dreht er das Bein in der Hüfte nach außen, eine Fehlhaltung, die auf Dauer neue Beschwerden nach sich zieht. Was die kleinen und mittleren Gesäßmuskeln betrifft, so wird eine Schwächung vor allem durch einen watschelnden Entengang sichtbar. Der kommt

zustande, weil das Becken nicht ausreichend stabilisiert ist.

Ursachen

Menschen, die überwiegend sitzen, erst im Auto, dann am Schreibtisch und abends auf dem Sofa, müssen sich nicht wundern, dass gerade die Muskeln ihren Dienst versagen, die zur Abschwächung neigen. Die im Bereich des menschlichen Hinterteils gehören dazu. Auch wenn Sie regelmäßig Sport treiben, heißt das noch lange nicht, dass Sie diese Partie ausreichend kräftigen. Gezieltes Training sollte in jede Sportart eingebaut werden.

Hilfe durch Medi-Taping

Bei Schwächung der Gesäßmuskeln versorgen Sie mit rotem Tape, um ihnen Energie

GUT ZU WISSEN

Stehen Sie auf einem Bein

Um eine Schwäche des mittleren Gesäßmuskels zu diagnostizieren, macht der Arzt einen funktionellen Hüfttest. Der Patient muss auf einem Bein stehen. Normalerweise sollte es ihm gelingen, das Becken dabei waagerecht zu halten. Sinkt es auf der Gegenseite ab, liegt eine Muskelschwäche vor. Man spricht bei diesem Phänomen vom Trendelenburg-Zeichen.

zuzuführen. Probieren Sie das Gluteus-Tape (Anleitung s. S. 95) aus. Es handelt sich selten um eine isolierte Muskelerkrankung. Oft muss auch der birnenförmige Muskel mitbehandelt werden. Kombinieren Sie daher das Gluteus- mit dem Piriformis-Tape (s. S. 94).

Das können Sie sonst noch tun

Es muss nicht das Fitness-Studio sein. Wenn Sie regelmäßig auf den Fahrstuhl verzichten und lieber Treppen steigen, stärkt das die Schwachstellen im Gesäß bereits ganz gut. Überhaupt ist es sinnvoll, wenn Sie möglichst oft zu Fuß gehen oder das Rad benutzen, statt sich in das Auto oder den Bus zu setzen. Zusätzlich machen Sie am besten mindestens dreimal wöchentlich Kräftigungsübungen. Eine einfache geht so: Legen Sie sich auf den Bauch, Beine und Arme ausgestreckt, den Kopf zur Seite. Heben Sie jetzt ein Bein gestreckt nach oben an, bis Sie ein Ziehen im Po spüren. Führen Sie mit jedem Bein mehrere Wiederholungen durch und legen den Fuß erst ab, wenn Sie die Seite wechseln. Eine andere Übung geht so: Legen Sie sich auf den Rücken und stellen die Füße etwa hüftbreit geöffnet auf den Boden. Die Arme sind wiederum ausgestreckt und dienen als Stütze. Spannen Sie den Po an und heben das Becken langsam hoch, bis sich von den Knien zur Brust eine Linie ergibt. Einige Sekunden halten und langsam wieder absenken. Bevor das Gesäß den Boden berührt, drücken Sie es erneut in die Höhe.

Tapes für Hüfte und Gesäß

Auf den folgenden Seiten sehen Sie, wie die drei Tapes dieser Körperregion angelegt werden. Bitte denken Sie immer weitgreifend. Wenn die Pflaster nicht helfen, müssen vielleicht Muskeln im Bein oder im Rücken versorgt werden.

Psoas-Sport-Tape

Fußballspielern, Läufern und Gewichthebern kann man dieses Tape fast blind empfehlen, da sie in ihrer Sportart hauptsächlich den Oberschenkelstrecker trainieren. Das muskuläre Gegenstück wird meist vernachlässigt, was zu einer Verkürzung führt. Gerade Fußballer, die intensiv trainieren, kommen nicht selten mit leicht nach vorn abgeknickten Becken und nach innen gedrehten Füßen daher. Ein verräterischer Gang.

So wird's gemacht

Es hat sich bewährt, das Tape in Rückenlage aufzubringen. Das zu behandelnde Bein liegt locker ohne Vordehnung des Muskels. Messen Sie oberhalb der Patella bis zum Kreuzbein, also etwas über das Hüftgelenk hinaus, zwei gleich lange Streifen ab.

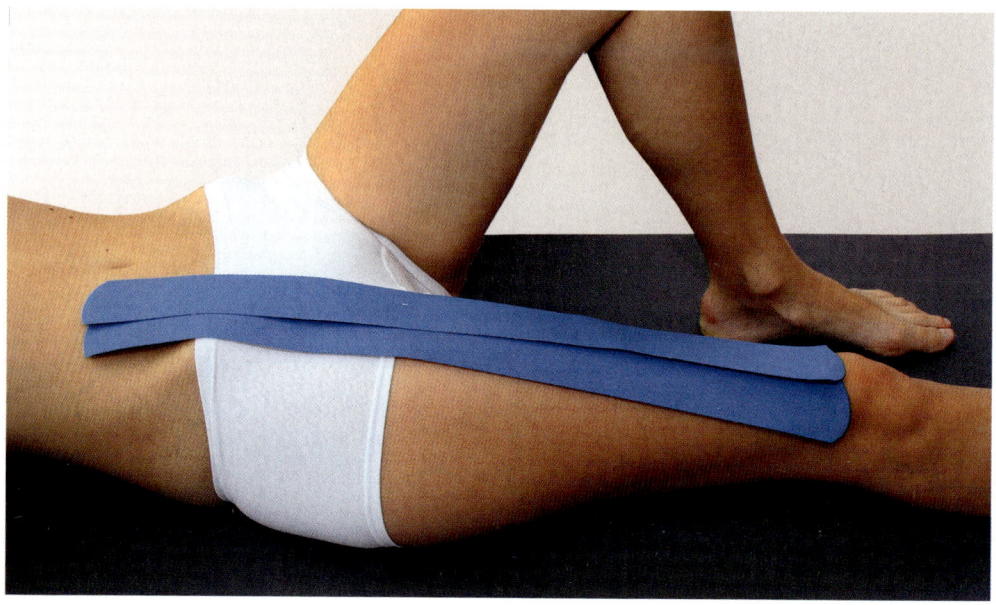

Der Beckenknochen steht im Liegen meist hervor. Die Streifen sollten ein Stück darüber enden.

❶ Setzen Sie den Anker des ersten Pflasters oberhalb der Kniescheibe. Und zwar nicht genau in der Mitte des Oberschenkels, sondern ein wenig zur Außenseite verschoben.

Üben Sie bis etwa zum Beckenkamm gut 50 Prozent Zug aus.

❷ Ab hier bitte das Tape nicht mehr dehnen. Streichen Sie es auf dem Beckenkamm entlang nach außen aus.

❸ Den zweiten Streifen legen Sie innen direkt neben den ersten und verfahren mit der Dehnung ebenfalls exakt wie bei Pflaster Nummer eins.

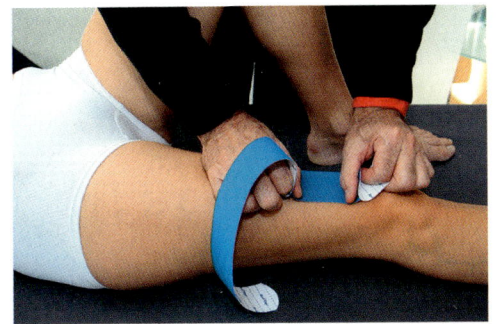

❶

Die Daumentechnik ermöglicht ein Aufbringen mit kontrollierter Dehnung.

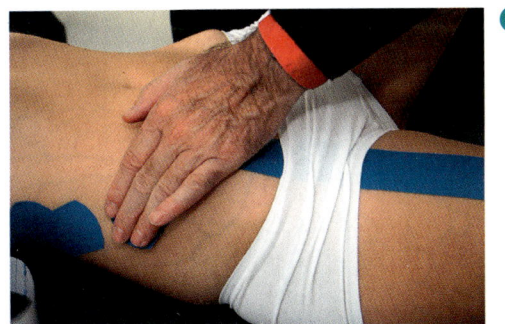

❷

Das Ende wird ohne Zug geklebt.

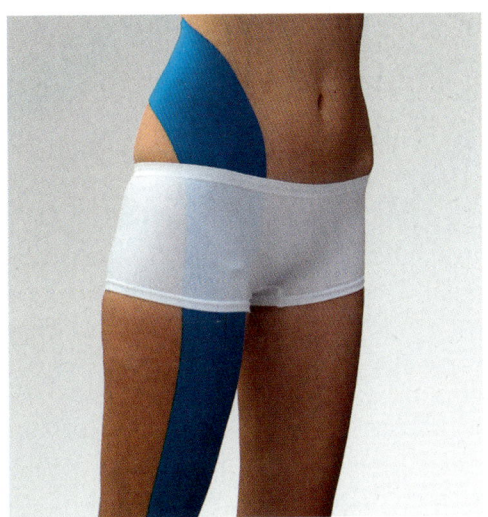

❸

Optisch entsteht ein breiter Streifen, der im Schwung vom Knie über den Beckenkamm führt.

Piriformis-Tape

Der Name dieses Tapes irritiert Sie vielleicht ein wenig, da eher der mittlere Gesäßmuskel versorgt wird. Der Piriformis liegt ganz woanders. Da er es aber ist, der die ausstrahlenden Beschwerden verursacht, sollte dieser unscheinbare Muskel durch die Namensgebung einfach mehr ins Bewusstsein gerückt werden. Bedenken Sie, dass 90 Prozent der Schmerzpatienten ein ISG-Problem haben. Und dabei wird immer der Piriformis-Muskel angespannt und auf Nerven gedrückt.

❶ Der Schmerzpunkt liegt manchmal direkt auf dem Beckenkamm. Ertasten Sie ihn und setzen dort den Anker. Führen Sie das Tape mit etwas Zug in einem Bogen zum Kreuzbein.

Denken Sie bitte daran, die letzten Zentimeter nicht mehr zu dehnen.

❷ Setzen Sie den zweiten Streifen am Anker des ersten an führen ihn spiegelbildlich, also diesmal mit einem Bogen nach unten, mit Zug zum Kreuzbein. Auch hier am Ende bitte wieder locker aufstreichen.

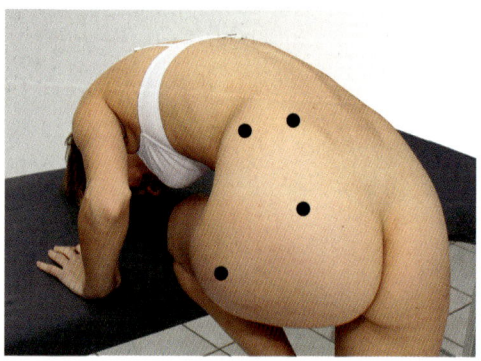

Die Schmerzpunkte liegen auf der Hüfte.

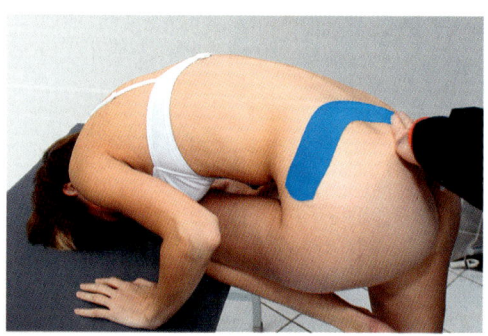

Stellen Sie sich vor, Sie zeichnen mit den Pflastern einen Fisch. Zuerst die obere Hälfte ...

So wird's gemacht

Stellen Sie sich vor eine Liege oder einen Stuhl. Ziehen Sie das Knie der betroffenen Seite an und legen es auf dem Möbelstück ab. Nun beugen Sie sich weit nach vorn, bis die Brust das Knie und die Stirn die Auflage berührt oder fast berührt. Messen Sie zwei gleich lange Streifen, die von der Gesäß-Außenseite bis zum Kreuzbein reichen.

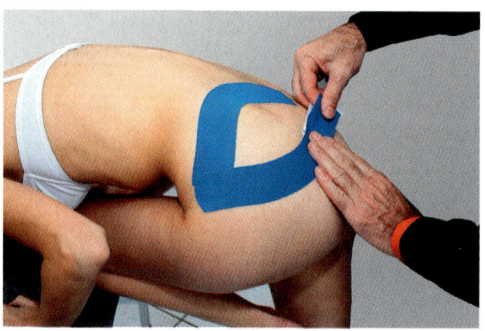

... dann die untere Hälfte des Fisches.

Sehr häufig muss das Piriformis-Tape, auf der Abbildung in Gelb, zusammen mit dem Glutaeus-Tape eingesetzt werden. Verwenden Sie stets beide Tapes in der gleichen Farbe. Für das Bild wurde lediglich zweifarbig gearbeitet, um die Tapes optisch besser unterscheiden zu können.

GUT ZU WISSEN

Zieht der Schmerz bis in den Zeh?

Schmerzen und Taubheitsgefühl können bis in die Zehen ausstrahlen, wenn der birnenförmige Muskel unter Spannung steht. Auch im Leistenband können Beschwerden auftreten. Ist das der Fall, wenden Sie das Piriformis-Tape an.

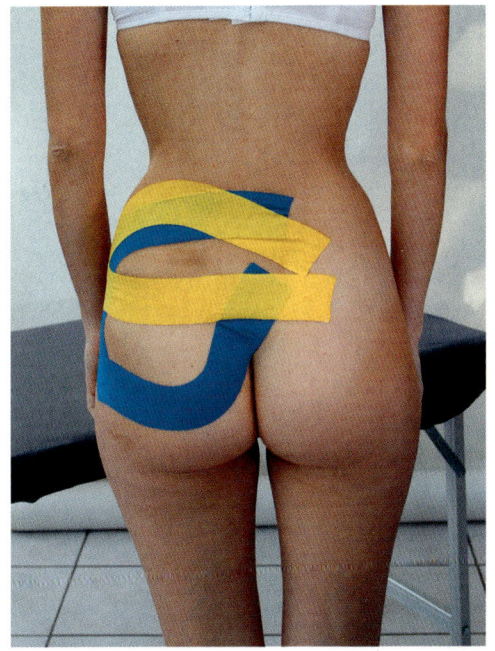

Starke Kombination gegen Schmerzen im Gesäß: Piriformis- und Glutaeus-Tape.

Glutaeus-Tape I

Dieses Sport-Tape wird in zwei verschiedenen Ausführungen eingesetzt. Die erste Form reicht häufig, um beschwerdefrei zu werden. Sie ist einfach und eignet sich daher für im Tapen Ungeübte. Drei Schmerzpunkte, die Sie beim Piriformis-Tape sehen, geben Auskunft, ob zum Glutaeus-Tape gegriffen werden sollte. Nehmen Sie wieder die dort gezeigte Körperhaltung ein, die zu einer Anspannung der entsprechenden Muskeln führt. Sie erreichen diese Vordehnung auch, wenn ein Fuß auf einen Hocker gestellt und der Oberkörper leicht vorgebeugt wird. Ist überall Druckschmerz zu spüren, kommt besser das vollflächige Tape (Variante II) infrage.

So wird's gemacht

Legen Sie entweder das Knie der betroffenen Seite auf die Liege oder stellen den entsprechenden Fuß auf einen Hocker oder Stuhl. Messen Sie etwa vom Knochenvorsprung des Oberschenkelknochens bis zum Kreuzbein zwei Pflaster ab.

❶ Das obere Tape verankern Sie auf dem Druckpunkt, der ungefähr am Höcker des Oberschenkelknochens liegt und führen es mit deutlichem Zug auf dem Rand des Gesäßmuskels zum Kreuzbein. Sie finden den Ankerpunkt, wenn Sie von der zwischen Oberkörper und Oberschenkel entstehenden Beuge nach außen wandern.

Bitte die letzten sieben Zentimeter nicht mehr dehnen.

❷ Wie beim Piriformis-Tape setzen Sie auch hier den unteren Streifen am äußeren Ende des oberen an und ziehen mit gleicher Dehnung am unteren Rand der Gesäßmuskulatur zum Kreuzbein hin.

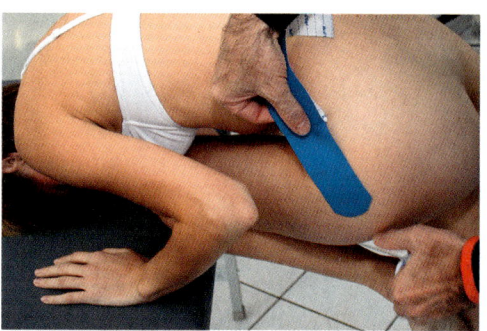

Hier sehen Sie den Ankerpunkt für beide Glutaeus-Streifen.

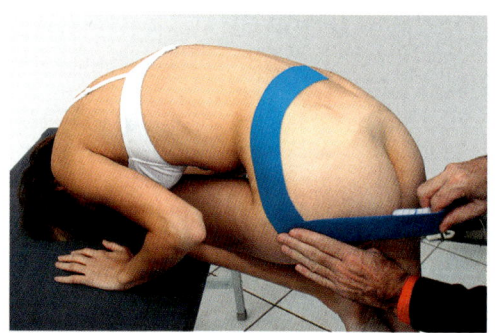

Das Glutaeus-Tape umschließt die gesamte Gesäßhälfte.

Glutaeus-Tape II

Vielleicht tun Sie sich schwer damit, die Gesäßmuskulatur zu ertasten. Gerade Einsteiger haben oft ein besseres Gefühl, wenn sie mit der zweiten Variante arbeiten, die einfach mehr Fläche und damit mehr Muskelfläche versorgt. Selbst bei Testpersonen in meinen Kursen, die keine akuten Schmerzen haben, kommt das Glutaeus-Tape II gut an, weil es einfach ein gutes Gefühl vermittelt. Sie benötigen mehr Material, die Ausführung ist aber nicht schwerer als bei der ersten Variante.

So wird's gemacht

Die Vordehnung entspricht der der ersten Variation. Schneiden Sie die ersten beiden Streifen ab, als wollten Sie ein Glutaeus-Tape I kleben. Messen Sie anschließend zwei Pflaster ab, die fünf Zentimeter kürzer sind und dann zwei weitere, die sieben Zentimeter kürzer sind als die ersten.

❶ Legen Sie zunächst das Glutaeus-Tape I an. Die beiden Streifen stellen den äußeren Kreis der zweiten Variante dar.

❷ Die restlichen Streifen werden innerhalb des Kreises direkt an die anderen geklebt und zwar mit dem gleichen Zug, der erst zu den Enden hin nachlässt.

❸ Wenn Sie fertig sind, soll der gesamte Gesäßmuskel bedeckt sein.

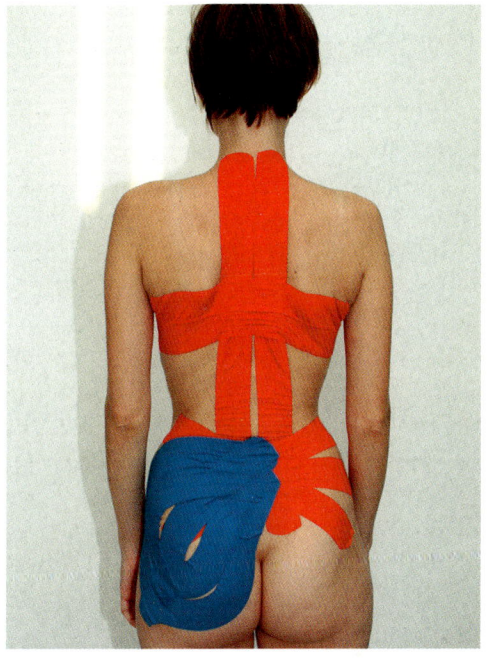

Das Glutaeus-Tape II (blau) ist hier mit einem LWS-Stern-Tape zu sehen.

GUT ZU WISSEN

Die DAWOS-Methode

Wenn Sie wegen des Druckpunkts unsicher sind und nicht wissen, wo Sie den Anker setzen sollen, keine Sorge. Verfahren Sie nach der DAWOS-Methode. Da, wo's weh tut, wird getapet. Ertasten Sie den richtigen Punkt mit sanftem Druck.

Beschwerden der Knie

Haben Sie auch schon Fußballspieler bewundert, die sich ganz offensichtlich schwer am Knie verletzen und trotzdem nach wenigen Tagen wieder dem Ball nachjagen? Das ist nur deshalb möglich, weil diese Sportler eine ausgeprägte Muskulatur besitzen, die noch dazu jeden Tag intensiv massiert und physiotherapeutisch betreut wird. Das Kniegelenk selbst ist nämlich ein höchst anfälliges Bauteil. Schon im täglichen Leben wird es ständig strapaziert. In Extremsituationen kann es kurzzeitig Belastungen von bis zu anderthalb Tonnen aushalten. Was es jedoch gar nicht gut verträgt, sind Drehbewegungen, denn dieses größte Gelenk im menschlichen Körper ist längst nicht so beweglich wie beispielsweise das Schulter- oder Hüftgelenk. Weil es aber im Sport oft zu derartigen Bewegungsabläufen kommt, denken Sie nur an das Skilaufen oder an American Football, ist das wohl am häufigsten verletzte Gelenk unter Sportlern eben das Knie.

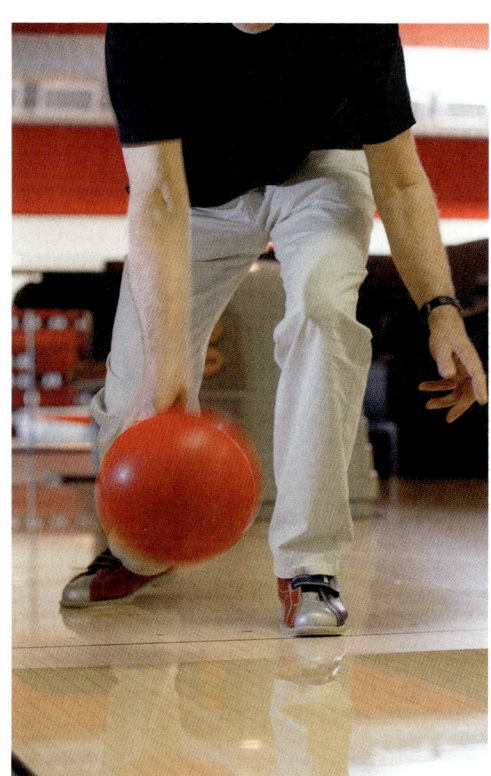

Selbst beim Bowling werden die Knie ordentlich beansprucht.

So funktioniert das Kniegelenk

Die Kniescheibe, fachlich gesprochen die Patella, ist ein dreieckiger abgeflachter Knochen, der schützend vor dem Gelenk liegt. An ihrer Rückseite ist sie von einer Knorpelschicht überzogen. Die Kniescheibe gleitet über die beiden Köpfe des Oberschenkelknochens. An ihrem unteren Rand setzt die Kniescheibensehne an. Sie stellt die Verbindung zum Schienbein dar.

Am oberen Rand der Kniescheibe setzt die große Oberschenkelmuskulatur an. Die Kraft des Oberschenkels wird über die Patella zum Unterschenkel geleitet. Dabei fungieren Innen- und Außenmeniskus als Stoßdämpfer. Gleichzeitig stabilisieren sie zusammen mit den Bändern und der Gelenkkapsel das gesamte Kniegelenk. Ist Ihr Bein gestreckt, ist die Kapsel angespannt.

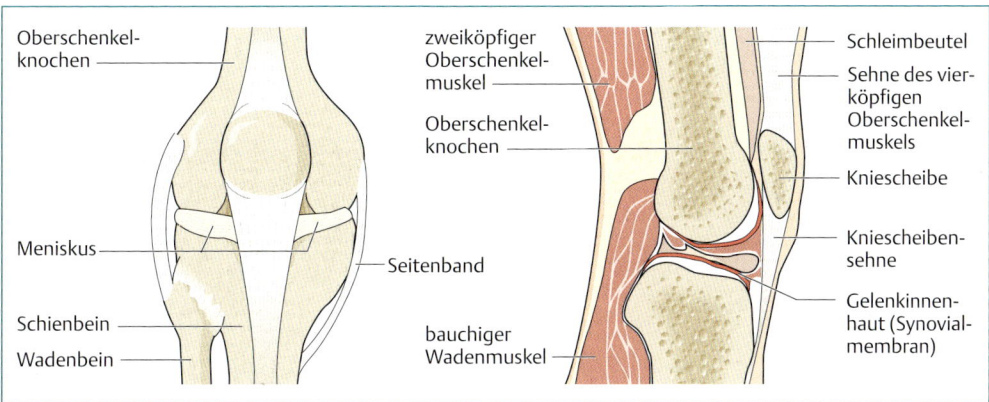

Das Knie ist ein Drehscharniergelenk zwischen Ober- und Unterschenkel.

Je mehr Sie beugen, desto mehr erschlafft die Gelenkkapsel. Die Bänder und Menisci müssen dann dafür sorgen, dass das Gelenk nicht zur Seite wegkippt oder Oberschenkel gegen Schienbein verrutscht.

Stärken Sie die Muskeln

Wie eingangs gesagt, können sich Sportler trotz Knorpelschaden oder anderen »sichtbaren« Erkrankungen bestens und beschwerdefrei bewegen, wenn ihre Muskulatur nur entsprechend ausgeprägt ist. Deshalb ist der Muskelaufbau bei Knieschmerzen das A und O, wie auch Ex-Leistungssportler und Orthopäde Dr. Thomas Wessinghage meint. Er empfiehlt seinen Patienten ein umfangreiches Aufbautraining, das neben dem Kniestrecker die Oberschenkel- und Gesäßmuskulatur einschließt. Eigene Erfahrungen bestätigen die große Bedeutung der Muskelpflege. Ich konnte Patienten mit dem Tapen helfen, die laut Diagnose nicht konservativ behandelbar waren und die ohne Eingriff angeblich schon gar nicht von ihren Schmerzen befreit werden konnten. Daraus folgt, dass jeder Knieschmerz, völlig unabhängig von seiner mit bildgebenden Verfahren erstellten Diagnose, zuerst mit Medi-Taping versorgt werden sollte. Dass zunächst auch die Statik überprüft und korrigiert werden muss, damit Fehlbelastung und Fehlversorgung ein Ende haben, versteht sich von selbst.

Vorderer Knieschmerz

Der vordere Knieschmerz, die korrekte Bezeichnung der Diagnose lautet patellofemorales Schmerzsyndrom, trifft Sportler aller Altersgruppen. Er fasst verschiedene Erkrankungen zusammen, die rund um die Kniescheibe auftreten. Obwohl er so häufig vorkommt, ist seine Ursache nur wenig erforscht. Durch die Behandlung mit Medi-Taping hat sich gezeigt, dass die angrenzende Muskulatur den Schmerz macht. Gerade bei Heranwachsenden wird das Phänomen oft beobachtet.

Irrtümer und Erkenntnisse

Nicht gleich operieren, bitte!

Bildgebende Verfahren zeigen bei Knieschmerzen oft Entzündungen der Kniescheibensehne, Risse in den Bändern oder im Meniskus. Die Folge: Diese Veränderungen werden für die Beschwerden verantwortlich gemacht, es wird operiert. Dabei wäre Zurückhaltung mit operativen Eingriffen angebracht, meint der niedergelassene Orthopäde Dr. Michael Krüger-Franke aus München. Zum einen ist die Spontanheilungsrate sehr hoch, sodass es sich meist lohnt, abzuwarten und konservativ zu behandeln. Zum anderen ist das Infektionsrisiko nicht zu unterschätzen. Schließlich bringt er ein weiteres Argument ins Spiel: Selbst wenn ein Befund wie zum Beispiel eine Arthrose vorliegt, muss dieser nicht in einem direkten Zusammenhang mit den Schmerzen stehen. Viel häufiger sind auch hier wieder muskuläre Probleme die Auslöser. Durch ein muskuläres Ungleichgewicht, wenn etwa die äußere Oberschenkelmuskulatur deutlich kräftiger ist als die innere oder wenn angeborene Fehlbildungen oder auch verletzungsbedingte Fehlstellungen vorliegen, gleitet die Kniescheibe asymmetrisch über den Oberschenkelknochen. Das führt früh zu Entzündungen und Knorpelschäden. Nur eine Behandlung der Muskeln und Beseitigung des Ungleichgewichts versprechen Besserung.

Studie aus England

In einer aufsehenerregenden Studie fragte das renommierte New England Journal of Medicine 2006 nach dem Sinn und Unsinn von minimalinvasiven Eingriffen im Knie. Bruce Moseley vom Houston Veterans Affairs Medical Center in Texas ging dieser Frage auf den Grund, indem er eine Gruppe von Knie-Patienten mit einer Gelenkspülung, die andere mit einer Knorpelglättung behandelte. Einer dritten Gruppe täuschte er nur durch einen oberflächlichen Schnitt am Knie eine Operation vor. Das überraschende Ergebnis: Bei allen drei Patientengruppen gingen Schmerz und die Bewegungseinschränkung gleichermaßen zurück.

Merkmale

Typisch für den vorderen Knieschmerz sind starke Beschwerden nach längerem Sitzen, nach Treppensteigen und natürlich auch nach sportlicher Betätigung. Diese Symptome werden oft als Abnutzung oder Verschleiß deklariert. Dabei sind gerade junge Sporttreibende schon betroffen. Und zwar so stark, dass so mancher vorzeitig seine sportliche Laufbahn beendet.

Ursachen

Die Rückseite der Kniescheibe besitzt die dickste Knorpelschicht überhaupt. Das ist auch sehr gut so, denn die Scheibe muss bei jeder Beugung und Streckung des Knies mit dieser Rückseite über die Rinne zwischen den beiden Gelenkköpfen des Oberschenkels hin und her gleiten. Bei einigen Sportarten wird sie mit besonders hohem Druck in ihre Gleitrinne hineingepresst. Das sind solche, die viele tiefe Hock-Streck-Sprünge erfordern oder auch Belastungen, die langsam aus der Hocke erfolgen, wie etwa beim Gewichtheben.

Der Knorpel auf der Kniescheibenrückseite kann aufweichen oder beschädigt werden, was natürlich zu Schmerzen führt. Auch Überlastungen des Oberschenkelmuskels machen sich übrigens meistens an der Kniescheibe bemerkbar, sehr häufig an der Spitze, wo das Kniescheibenband zum Schienbein zieht. Man spricht hier auch von einem Springer-Knie.

Hilfe durch Medi-Taping

Schon bei der Diagnose leistet Medi-Taping wertvolle Hilfe. Es ist nämlich nicht einfach, zunächst andere Ursachen wie eine Schleimbeutelentzündung, das Hoffa-Syndrom, bei dem der Fettkörper am Knie krank ist, Meniskusbeschwerden oder auch das Plica-Syndrom, eine krankhafte Veränderung der Schleimhautfalten, auszuschließen. Die bunten Pflaster schränken diagnostische Überlegungen deutlich ein. Verschwinden die Beschwerden nach

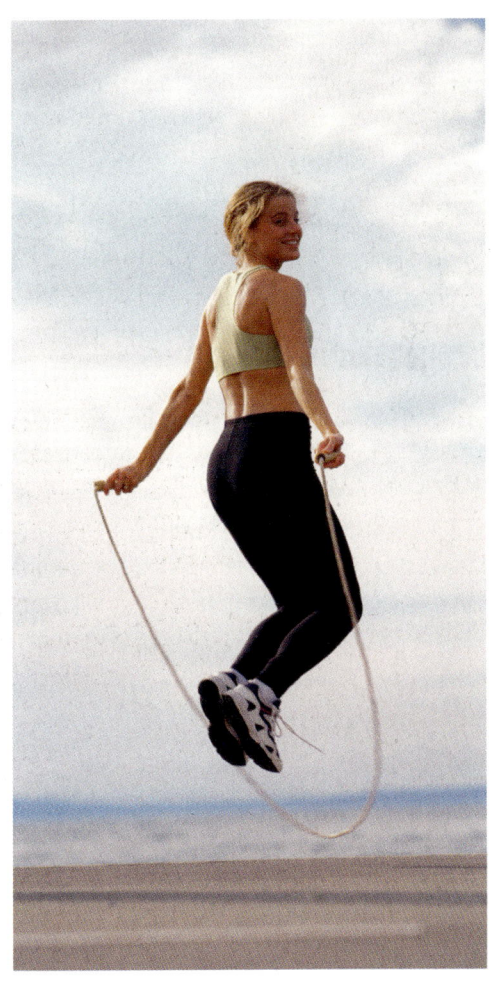

Bei der Landung nach einem Sprung kann eine Kraft von bis zu 1000 Kilopond auf das Gelenk einwirken. Das entspricht grob einem Gewicht von 1000 Kilo.

dem Tapen, liegen muskuläre Ursachen auf der Hand. Auch in der Therapie hat sich Medi-Taping bestens bewährt. Sofortigen Erfolg bringt das Knie-Sport-Tape (Anleitung s. S. 107). Die Kniescheibe hebt sich während des Tragens förmlich von ihrer Auflagefläche ab und entlastet damit ihre gesamte Rückseite. Die komplette Umgebung wird durch jede Bewegung lymphatisch angeregt, Nährstoffe werden leichter an-, Abfallstoffe leichter abtransportiert. Die Knorpelschicht erholt sich, eine etwaige Entzündung zieht ab. Die Ursache des sogenannten Springer-Knies, wie vor allem Ballsportler es oft haben, ist die chronische Überlastung des Oberschenkelstreckers durch intensives Sprungtraining oder tiefe Kniebeugen mit Gewichten. Besonders eine Verspannung der Beugemuskeln an der Oberschenkelrückseite kann zur Überforderung des Streckers führen. Die Folge: Ein Überlastungsschaden des Kniescheibenbandes. In diesem Fall wird sowohl die Streck- als auch Beugemuskulatur mit dem Tape versorgt. Es eignen sich das Psoas-Sport-Tape (s. S. 92) und das Hamstring-Tape (s. S. 110), die natürlich immer in Verbindung mit dem Knie-Tape aufgebracht werden.

Das können Sie sonst noch tun

Bauen Sie in Ihr Training auf jeden Fall ein konsequentes Dehnungsprogramm für die Oberschenkelmuskulatur ein. Und auch ausgiebiges Aufwärmen vor dem Sport ist wichtig. Das verbessert die Durchblutung und das Zusammenspiel von Beuge- und Streckmuskulatur. Die Muskeln sind weniger steif und können daher nicht so leicht überlastet oder gar verletzt werden. Mit-

---

GUT ZU WISSEN

Der äußere Schenkelmuskel

Der kräftigste der Oberschenkelmuskeln ist der äußere Schenkelmuskel. Seine Endsehne setzt an der Kniescheibe an. Er übertrumpft, vereinfacht gesprochen, den ohnehin zur Abschwächung neigenden inneren Schenkelmuskel, was zu einem ungleichmäßigen Lauf der Patella führt. Sie können den inneren Oberschenkelmuskel isoliert tapen. Meist reicht aber schon ein gezieltes Kräftigungstraining aus.

---

hilfe eines speziellen Krafttrainings bauen Sie Ihre Kniesehnen auf. Machen Sie täglich Ausfallschritte nach vorn, bei denen Sie das Knie so tief beugen, dass es über den Zehenspitzen landet. Es wird empfohlen, den vorderen Fuß dabei auf ein von der Ferse zu den Zehen schräg abfallendes Brett zu stellen, geht aber natürlich auch auf der Ebene. Machen Sie drei Durchgänge zu je 15 Beugen pro Bein. Halten Sie diese tägliche Übung mindestens drei Monate durch, und es wird sich eine spürbare Kräftigung einstellen.

Morbus Sinding-Larsen-Johansson und Morbus Osgood-Schlatter

Zwei komplizierte Namen für lästige Erkrankungen, die überwiegend heranwachsende aktive Sportler treffen. Bei Sinding-Larsen-Johansson liegt eine Entzündung an der Kniescheibensehne vor, bei Osgood-Schlatter eine Reizung dieser Sehne am Schienbein, die ebenfalls zur Entzündung und zum Knochenabbau führen kann.

Merkmale

Im ersten Fall kommt es zum Hinken, zu Druckschmerzen und leichten Schwellungen. Bei der zweiten Erkrankung ist neben dem Belastungs- auch ein Ruheschmerz klassisch, der zwar abnimmt, aber nie vollständig verschwindet.

Ursachen

Vermutlich werden beide Formen durch eine Überbeanspruchung während des Wachstums ausgelöst. Dadurch entstehen winzige Verletzungen, die dann die Entzündung herbeiführen.

Hilfe durch Medi-Taping

Bei konservativer Behandlung mit Krankengymnastik, Schonung, Kühlung und Schmerzmitteln verschwindet Morbus Sinding-Larsen-Johansson von allein. Aber: Es handelt sich um eine langwierige Angelegenheit. Rechnen Sie mit einem Jahr der Therapie. Schneller geht es, wenn Sie die Entzündung mit einem blauen Knie-Sport-Tape (Anleitung s. S. 107) wegmassieren. Morbus Osgood-Schlatter heilt meist spontan aus, spätestens nach Ende des Wachstums. Um zuvor die Schmerzen zu bekämpfen, wird das gleiche Tape empfohlen.

Das können Sie sonst noch tun

Vorbeugen heißt das Zauberwort. Gerade Jugendliche müssen auf ihre Haltung achten. Wenn sie Sport treiben, was natürlich unbedingt gewünscht ist, müssen sie ihren Ehrgeiz zügeln, um Überlastung zu vermeiden. Und sie sollten die Muskulatur im Bereich der Beine sehr gleichmäßig dehnen und kräftigen.

Schleimbeutelentzündung am Knie

Da das Kniegelenk stets stark beansprucht wird, ist es von verschiedenen Schleimbeuteln umgeben. Diese können sich durch permanente mechanische Reizung leicht entzünden.

Merkmale

Schmerzen bei Belastung, aber auch in Ruhephasen, sind ein typisches Symptom. Hinzu kommen Schwellungen bis hin zur Bildung von einem Erguss.

Ursachen

Besonders oft kommt eine Schleimbeutelentzündung am sogenannten Gänsefuß bei Patienten mit IGS-Problem vor. Das ist eine Sehnenstruktur auf dem oberen Teil des Unterschenkels, an der drei Muskeln verankert sind. Der Schmerz breitet sich über den Gelenkspalt bis zum Oberschenkel aus. Nicht selten werden die Symptome für Meniskusprobleme gehalten und es kommt zu überflüssigen Operationen. Ist das Iliosakralgelenk verschoben, was bei einem großen Teil der Bevölkerung der Fall sein dürfte, werden alle drei Muskeln ständig überlastet. Auch bei vielen anderen Blockaden kommt es zu Fehlbelastungen in diesem Bereich. Die Schleimbeutelentzündung in der Kniekehle mit Schwellung der hinteren Kniegelenkskapsel wird durch den Reizerguss im Knie verursacht und tritt vor allem nach einer Verletzung oder einem Unfall auf. Bei gestrecktem Bein ist sie gut zu erkennen.

Hilfe durch Medi-Taping

Liegt die Entzündung am Gänsefuß, bringt meist schon ein einziges Tape Entlastung und Schmerzfreiheit, nämlich das Sartorius-Tape (Anleitung s. S. 109). Ist die Kniekehle betroffen, erzielen Sie mit einem Knie-Sport-Tape (s. S. 107) eine enorme lymphatische Wirkung. Erguss und Schwellung bauen sich mehr und mehr ab.

GUT ZU WISSEN

Diagnose vom Fachmann

Wenn Sie die Merkmale der verschiedenen Kniebeschwerden betrachten, stellen Sie fest, dass diese sehr ähnlich sind oder sogar völlig übereinstimmen. Wenn Sie großflächig die Muskulatur um das Knie herum tapen, werden Sie mit großer Wahrscheinlichkeit schnelle Linderung haben bzw. starken Schmerzen vorbeugen. Um den Auslöser dauerhaft auszuschalten, ist eine Diagnose vom Fachmann unerlässlich.

Das Läuferknie

An der Außenseite des Oberschenkels verläuft von der Hüfte bis zum Wadenbein das sogenannte iliotibiale Band, ein kräftiges Band, das dem Kniegelenk eine Menge Halt gibt und gleichzeitig wie ein Stoßdämpfer funktioniert. Wenn Sie das Knie beugen, gleitet dieses Band über einen Kopf des Wadenbeins. Vermehrte Reibung kann zu einer Entzündung des Bandes führen. Was umgangssprachlich als Läuferknie bezeichnet wird, heißt fachlich daher iliotibiales Bandsyndrom.

Merkmale

Schmerzen treten an der Außenseite des Kniegelenkes auf. Sie werden bei Belastung stärker. Treppensteigen löst meist gemeine Beschwerden aus, aber auch längere Läufe über nach einer Seite abfallendes Gelände.

Ursachen

Fehlstellungen sind fast immer der Grund dafür, dass das Band stärker über den Wadenbeinkopf reibt, als die Natur es vorgesehen hat. Zum Beispiel bei einer übermäßigen Einwärtsdrehung des Fußes, bei

O-Beinen oder einer Drehung des inneren Unterschenkelknochens. Aber auch einseitiges Training kann ein Läuferknie mit sich bringen.

Hilfe durch Medi-Taping

Greifen Sie zu einer Kombination aus Bein-Sport- und Knie-Sport-Tape (Anleitung s. S. 107).

Das können Sie sonst noch tun

Zunächst heißt es natürlich, die Fehlstellung beheben. Langstreckenläufer denken bitte nicht nur an die Beschaffenheit der Trainingsroute, sondern auch an die ihrer Schuhe. Ungleich abgelaufene Sohlen verstärken die Fehlhaltung! Wie immer müssen Sie ein Dehnungsprogramm Ihrer Beinmuskulatur einplanen. Können Sie sich außerdem vorstellen, auf ein alternatives Training zurückzugreifen? Bewegung im Wasser ist vor allem zu empfehlen.

Kreuzbandverletzung

Eine Verletzung der Kreuzbänder oder anderer Bänder des Knies gehört zu den extrem schmerzhaften Erkrankungen.

Merkmale

Es kommt natürlich darauf an, welches Band wie stark verletzt ist. Ein vollständiger Riss beschert Ihnen selbstverständlich mehr Schmerzen und Probleme als eine leichte Beschädigung. Doch auch letztere kann tückisch sein. Ist das Kreuzband betroffen, kommt es nämlich zum Eindruck, das Knie würde einem unkontrolliert wegrutschen. Die tatsächlich entstandene Instabilität überlastet auf Dauer die anderen Sehnen, Bänder und Muskeln. Wird die Kreuzbandverletzung vor lauter Trainingsehrgeiz ignoriert, werden immer wieder verschiedenste Verletzungen am Knie auftreten. Ein sehr typisches Merkmal.

Ursachen

Die Bänder leiden oft dann, wenn im Eifer des sportlichen Gefechts der Fuß auf dem Boden stehen bleibt, während sich der restliche Körper dreht. Fußballer und Skifahrer kennen das Problem, wenn sie abrupt die Richtung wechseln, unkontrolliert aus vollem Lauf stoppen oder ebenso unkontrolliert nach einem Sprung aufsetzen.

Hilfe durch Medi-Taping

Mit den bunten Pflastern lassen sich ideal die Rezeptoren des Knies beeinflussen, die dem Nervensystem die Stellung bzw. Lage des Körpers melden. Das führt dazu, dass trotz der Verletzung ein sicheres Gefühl für das Knie vermittelt wird. Der Patient verliert das Vertrauen zum Gelenk nicht und weicht entsprechend nicht in Schonhaltungen aus, die neue Probleme verursachen. Auch wichtig: Bei der akuten schweren Verletzung ist das Knie dermaßen schmerzhaft, dass nicht einmal eine eingehende Untersuchung möglich ist. Setzen Sie in solchen Fällen das Knie-Sport-Tape (Anleitung s.S.107) als Erste-Hilfe-Maßnahme ein. Sie erreichen damit eine schnellere Abheilung und Beschwerdefreiheit.

Das können Sie sonst noch tun

Auf die Gefahr hin, dass Sie es schon auswendig können: Eine starke Muskulatur senkt das Risiko einer Bänderverletzung erheblich. Trainieren Sie daher die Muskeln rund um das Knie. Als Mannschaftssportler sollten Sie Rücksicht auf Ihre Gegner nehmen und auf brutale Manöver verzichten. Machen Sie ruhig deutlich, dass Sie das auch von der gegnerischen Mannschaft erwarten.

GUT ZU WISSEN

Linderung bei Arthritis

Eine Studie weist nach, dass Patienten mit Kniegelenksentzündung vom Tapen profitieren. Die Schmerzen gehen deutlich zurück, die Beweglichkeit verbessert sich. Ihnen als Sportler gibt das die Möglichkeit, bei chronischer Arthritis trotzdem sanften Muskelaufbau zu betreiben, um langfristig eine Entlastung des Gelenks zu erzielen.

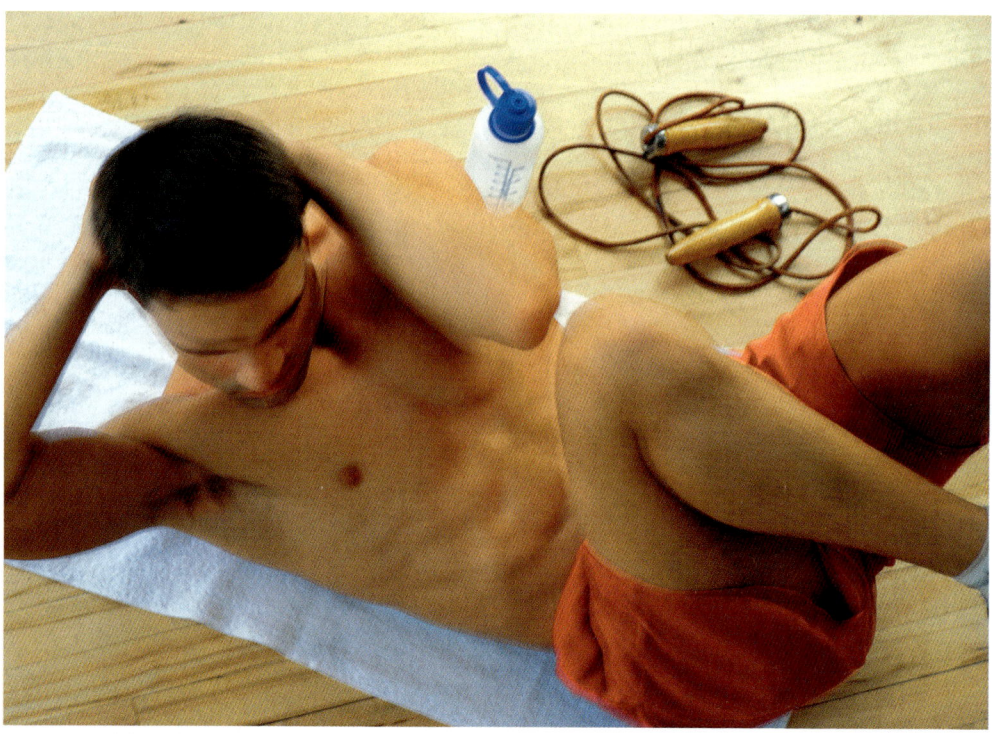

Sanfte Gymnastik hält alle Gelenke und Muskeln in Form.

Tapes für die Knie

Gerade im Bereich der Knie hat man als Arzt mit Medi-Taping gute Erfolge. Und das selbst bei Diagnosen, die von Kollegen schon aufgegeben wurden bzw. bei denen der Betroffene zu hören bekommen hat, es helfe höchstens noch eine Operation oder gar ein neues Gelenk. Der erste Schritt ist immer die Überprüfung und der Ausgleich der Statik. Dann folgt der Griff zum Tape. Das Knie-Entlastungs-Tape deckt viele schmerzhafte Erkrankungen ab. In diesem Abschnitt lesen Sie, wie es gemacht wird und wie die anderen hilfreichen Knie-Tapes funktionieren.

Knie-Sport-Tape

Dieses Tape setzen Sie, wie Sie gesehen haben, bei fast allen sportlichen Belangen rund um das Knie ein. Es ist für dieses Gelenk gewissermaßen ein Universalgenie. Nachdem Sie die Pflaster geklebt haben, werden Sie sehen, dass diese deutliche Falten werfen. Sie können sich dann gut vorstellen, welche kräftige lymphatische Massage bei jedem Schritt stattfindet.

So wird's gemacht

Beugen Sie das Knie etwa in einem 70-Grad-Winkel. Messen Sie zwei gleich lange Streifen, die jeweils großzügig um die Kniescheibe herumlaufen können. Schneiden Sie anschließend zwei weitere Tapes ab, die zehn Zentimeter länger sind. Wie immer alle Enden abrunden.

❶ Mithilfe der Daumentechnik legen Sie einen der beiden kurzen Streifen von oben oberhalb der Kniescheibe an und führen ihn scharf um diese herum. Er ist dabei voll gedehnt.

Streichen Sie die Enden ohne Zug aus.

❷ In gleicher Weise verfahren Sie mit der anderen Seite. Die ungedehnten Enden beider Tapes kreuzen sich dabei.

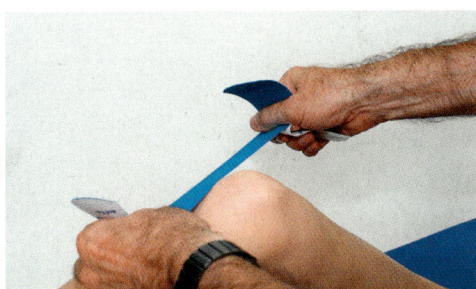

Lassen Sie an den rund fünf Zentimeter langen Enden zunächst das Papier.

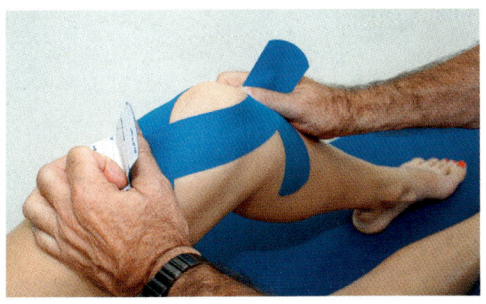

Mit der Daumentechnik um die Kniescheibe ziehen, dann locker lassen.

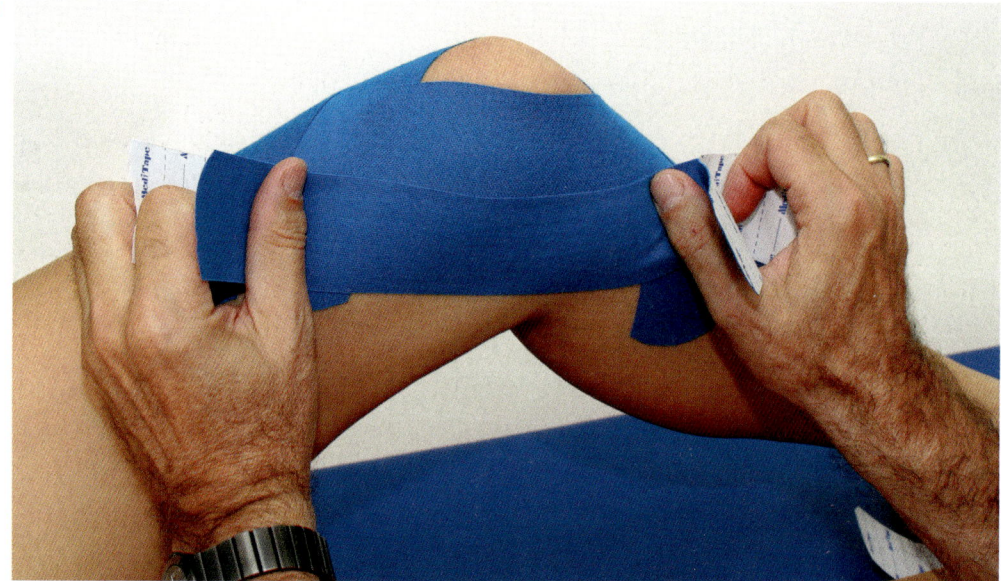

Ohne Zug wird um das innere Tape herumgeklebt.

❸ Nun kleben Sie die längeren Streifen ohne jeglichen Zug. Führen Sie diese ohne Überlappung direkt am äußeren Rand der bereits aufgetragenen Tapes entlang.

TIPP

Knie-Sport-Tape selbst gemacht

Wenn Sie das soeben beschriebene Tape bei sich selbst anlegen möchten, ist Folgendes einfacher: Legen Sie ebenfalls oberhalb der Kniescheibe an, streichen dann aber das Ende ohne Zug aus. Jetzt haben Sie einen festen Anker, von dem aus Sie mit voller Dehnung nach unten um die Kniescheibe herum ziehen können. Zum Schluss wieder locker lassen.

Sartorius-Tape

Der Sartoriusmuskel ist der längste im menschlichen Körper. Er ist an der Beugung des Beins sowohl im Bereich der Hüfte als auch des Knies beteiligt und verläuft vom oberen Darmbeinstachel, der gerade bei sehr schlanken Menschen gut als vorstehender Hüftknochen wahrgenommen wird, schräg über den Oberschenkel zur Innenseite des Schienbeins. Wenn Sie eine Schleimbeutelentzündung am sogenannten Gänsefuß haben oder natürlich auch, wenn einfach Schmerzen im Bereich des Sartoriusmuskels auftreten, legen Sie dieses Tape an.

So wird's gemacht

Messen Sie vom unteren Rand des Knies bis zum Oberschenkelknochen, wo die Muskeln ansetzen. Beugen Sie Ihr Knie wie gewohnt im 70-Grad-Winkel.

❶ Legen Sie den Anker rund drei Zentimeter unterhalb des Knies und zwar ziemlich genau in der Mitte.

❷ Wenn Sie von dort vorsichtig um die Kniescheibe herum zur Innenseite des Beins tasten, spüren Sie recht gut den inneren Gelenkspalt, der meist auch druckempfindlich ist. Über diesen Punkt führen Sie das Pflaster ohne Zug in sanftem Bogen in Richtung Darmbeinstachel.

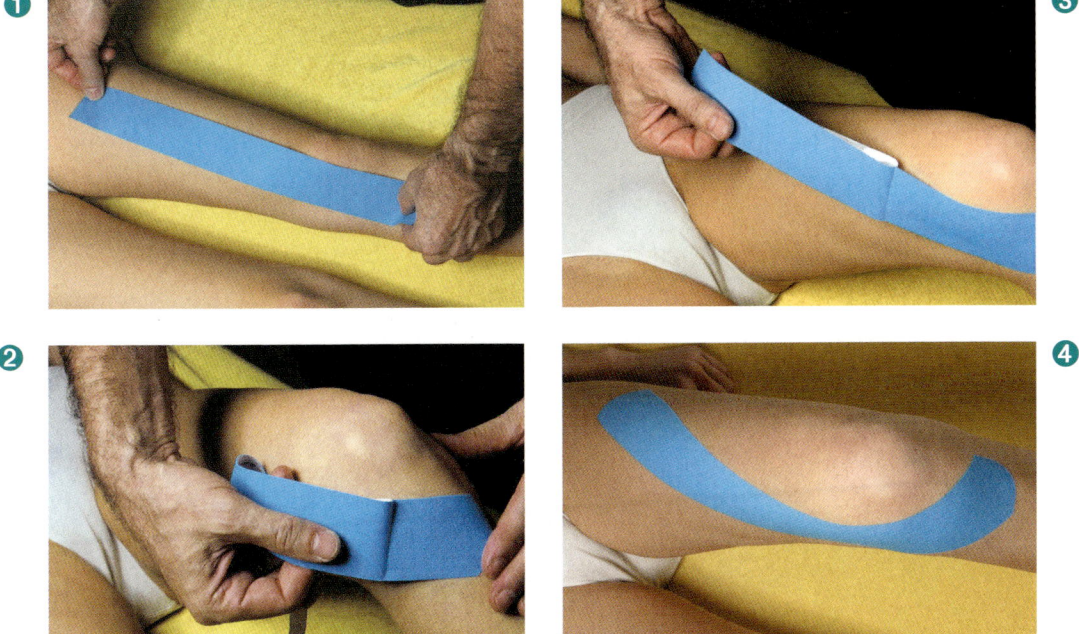

Das Tape muss nicht bis zum Darmbein gehen. Es reicht, wenn es bis zur Oberschenkelmitte läuft.

109

Hamstring-Tape

Ist die Fehlstellung des Knies auf eine Verkürzung der hinteren Oberschenkelmuskulatur zurückzuführen, schafft das Hamstring-Tape Abhilfe. Sein Name kommt aus dem Englischen (ham = Schinken). Hamstring meint die rückwärtigen Oberschenkelmuskeln.

GUT ZU WISSEN

Marathonläufer aufgepasst!

Wenn es ab Kilometer 30 an der Rückseite der Beine zieht, kribbelt oder krampft, hilft ebenfalls das Hamstring-Tape. Legen Sie es zum Training und Wettkampf an. Natürlich ersetzt es das Dehnen nicht. Außerdem gilt: Trainieren Sie konsequent und gleichmäßig und überfordern Sie sich nicht!

So wird's gemacht

Beugen Sie den Oberkörper so weit nach vorne, wie Sie können und strecken dabei die Knie nach hinten durch. Messen Sie von der Kniekehle bis zum Kreuzbein und schneiden zwei gleich lange Streifen.

❶ Setzen Sie den Anker des ersten Pflasters auf dem inneren Band, das Sie in der Kniekehle ertasten und führen es gerade auf dem Band entlang nach oben.

Es wird ohne jegliche Dehnung des Materials gearbeitet.

❷ Den Anker des zweiten Streifens setzen Sie auf gleicher Höhe und ziehen ihn, wie auf dem Bild zu sehen, auf dem äußeren Band nach oben.

Das Ende liegt am Kreuzbein.

❶

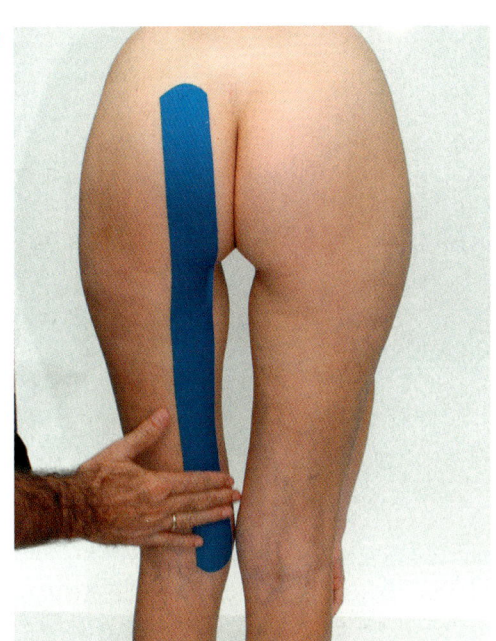

Bei vollständiger Muskeldehnung wird das Tape zum Kreuzbein hin aufgebracht.

❷

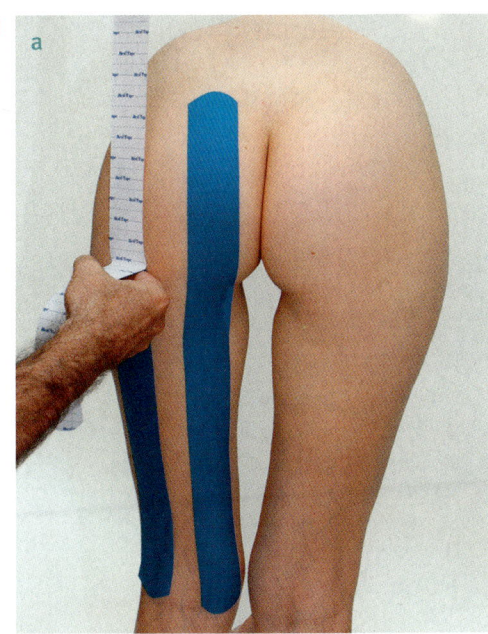

a

Auch beim zweiten Teil des Hamstring-Tapes verzichten Sie auf Zug.

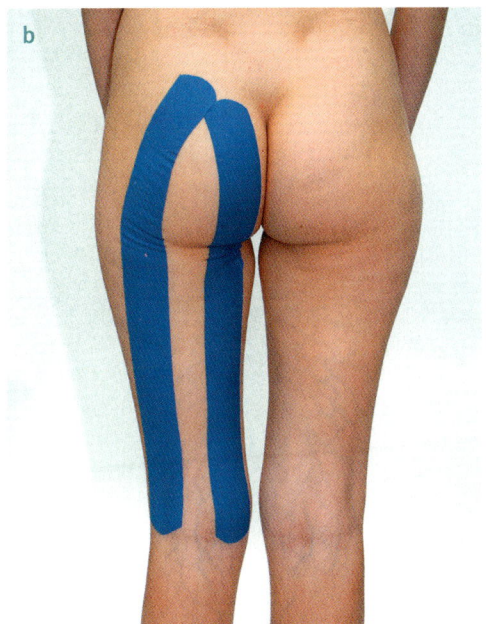

b

Am Kreuzbein berühren sich die Enden beider Tapes.

Bein-Sport-Tape

Sind Sie Läufer? Bestreiten Sie an vielen Wochenenden Wettkämpfe, laufen gar Marathon oder Triathlon? Dann werden Sie das Bein-Sport-Tape lieben. Es ist als Erweiterung des normalen Knie-Tapes anzusehen und versorgt ideal Unter- und Oberschenkel mit. Ihre Vorteile, wenn Sie das Tape schon vorbeugend nutzen: Sie werden bessere Zeiten laufen, und das auch auf langer Distanz. Und die Erholungsphase werden angenehmer, weil sich die Muskulatur besser anfühlt, und kürzer. Sie sind im wahrsten Sinn des Wortes schneller wieder auf den Beinen.

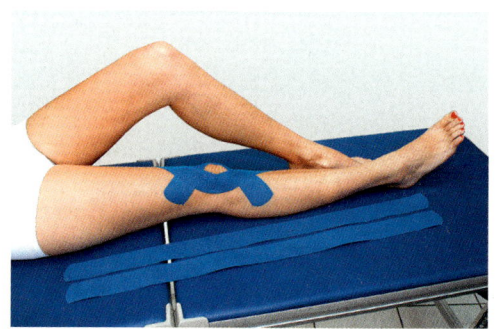

Das Bein-Sport-Tape beginnt mit zwei Streifen, die fest die Kniescheibe umschließen.

So wird's gemacht
Zuerst verfahren Sie genau wie bei dem Knie-Sport-Tape.

❶ Das zu versorgende Knie ist zu etwa 70 Grad gebeugt. Sie messen die beiden ersten Streifen um die Kniescheibe herum ab und bringen diese gedehnt vom oberen Rand der Kniescheibe halbmondförmig auf.

❷ Die beiden langen Tapes werden vom Schambein bis zum Außenknöchel des Sprunggelenks gemessen. Genau wie beim Knie-Sport-Tape werden die langen Streifen außen neben die kurzen geklebt. Dies geschieht wiederum völlig ohne Zug.

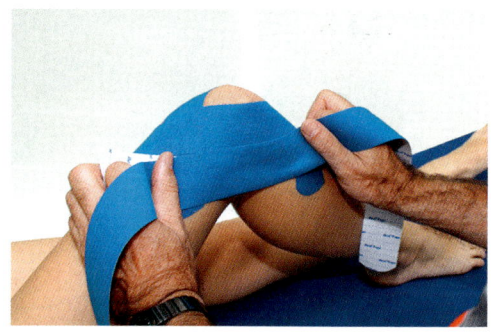

Setzen Sie die langen Pflaster direkt an den äußeren Rand der kurzen.

GUT ZU WISSEN

Nicht überlagern!

Die langen Streifen des Bein-Sport-Tapes sollen die kurzen nicht überlagern, sondern direkt an deren Kante angesetzt werden. Nur so erreichen Sie, dass die Fläche um das Knie herum, die regelmäßig lymphatisch massiert wird, besonders groß ist.

❸ Das lange Pflaster, das Sie an der Bein-
innenseite anlegen, streichen Sie nach
oben im Bogen bis zum Höcker des
Oberschenkelknochens und nach unten zum außen über dem Fuß liegenden
Knöchel.

❹ Das andere setzen Sie an der Körper-
außenseite an und führen es ebenfalls
ungedehnt nach oben zum Schambein
und nach unten zum Innenknöchel.

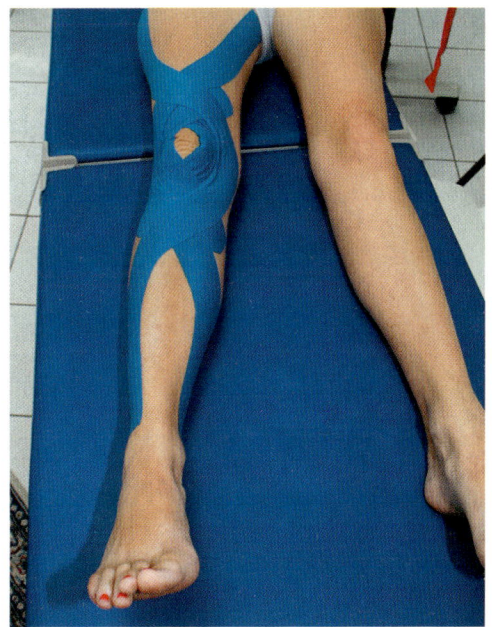

❸

Das fertige Bein-Sport-Tape stabilisiert optimal das Knie und darüber hinaus Unter- und
Oberschenkel.

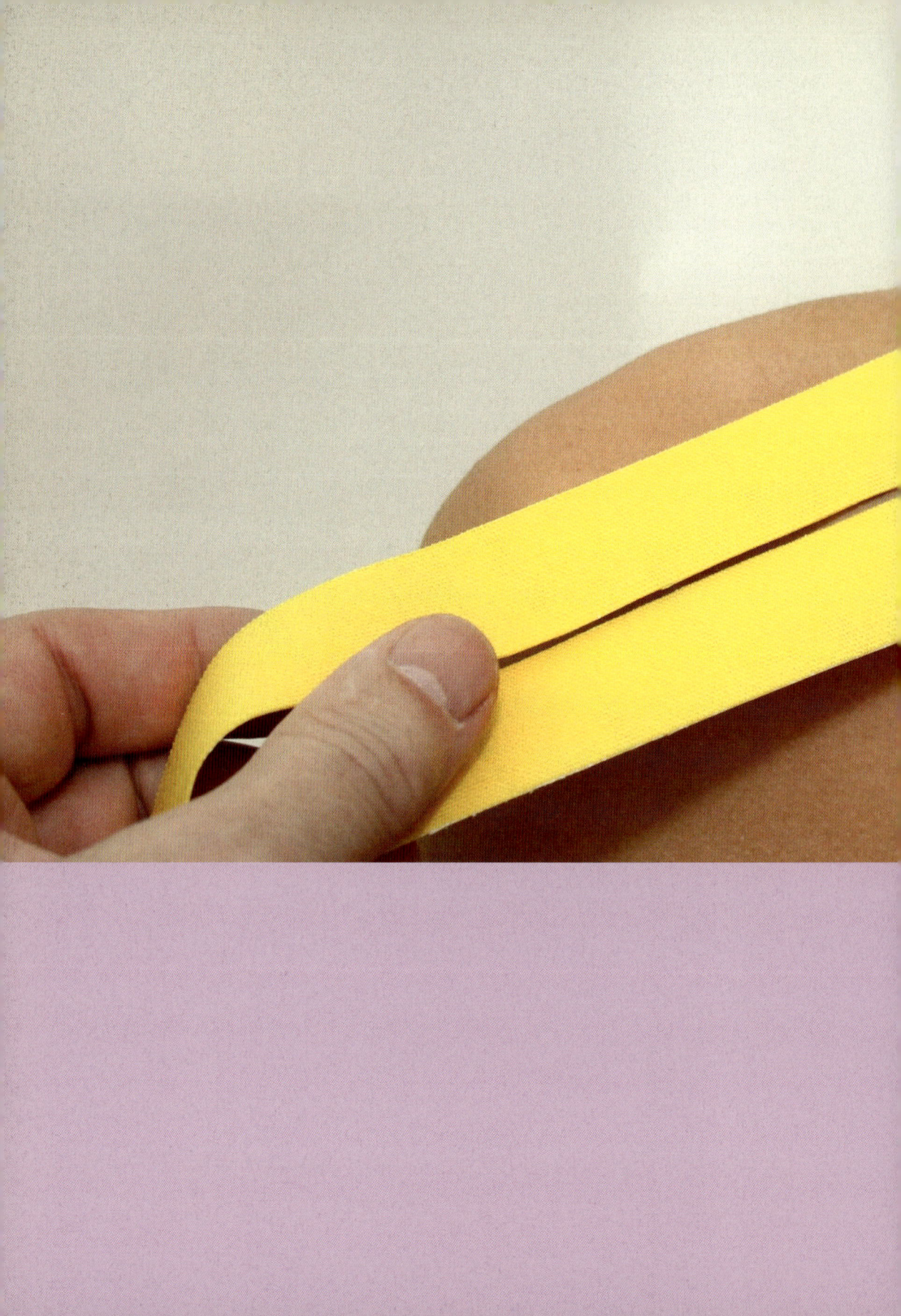

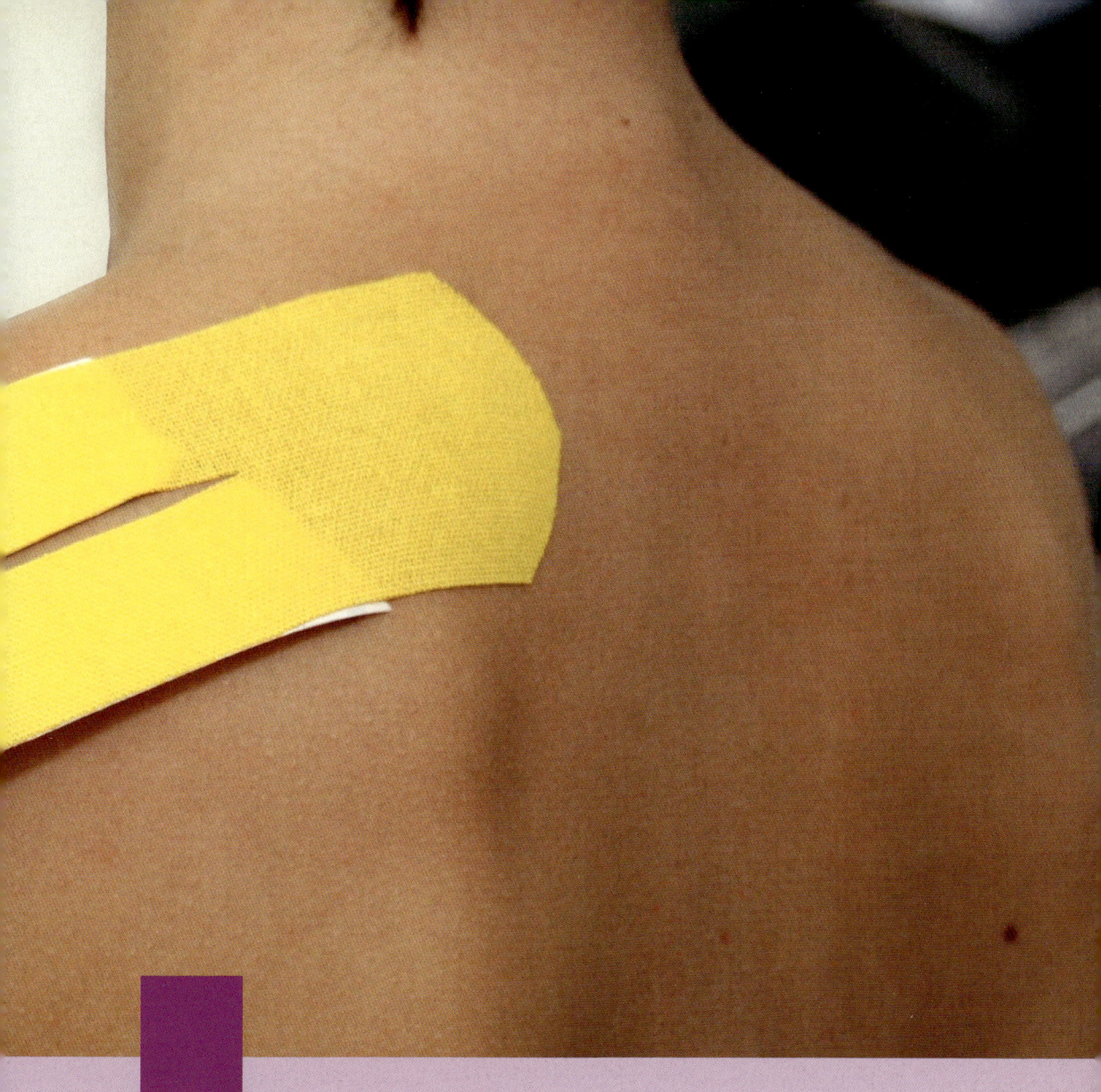

5

Mehr Einsatzbereiche fürs Tapen

Sie kennen jetzt die häufigsten Taping-Anwendungen bei Beschwerden, Verletzungen und Prophylaxe. Im letzten Kapitel finden Sie viele weitere Beschreibungen, wie die bunten Pflaster Sie fit machen und halten.

Beschwerden der Beine und Füße

Knieprobleme schießen zweifellos den Vogel ab, wenn es um die Präsenz in der ärztlichen Praxis geht. Vergessen Sie aber auch Ihre Füße nicht, die Sie tagein, tagaus durchs Leben tragen. Und manchmal ist es auch sinnvoll, die Beine von oben bis unten zu tapen, um beispielsweise bessere Zeiten zu laufen oder entspannter anzukommen. Einige Tapes, die nicht nur die Knie betreffen, finden Sie trotzdem im dortigen Abschnitt. Auf den folgenden Seiten erfahren Sie, welches Tape von den Zehen bis zur Hüfte gefragt ist.

Schmerzende Ferse

Aus verschiedenen Gründen kann es zu Schmerzen im Bereich der Ferse kommen. Meist liegt die Ursache bei der Achillessehne. Sie ist die stärkste und dickste Sehne im menschlichen Körper und läuft vom Fersenbein bis etwa zur Mitte der Wade. Wieder einmal sind Läufer und Springer besonders häufig betroffen. Der Start zum Sprint kann ebenso ausreichen wie der Absprung oder die Landung nach einem Sprung. Auch der Tritt in ein Bodenloch ist tückisch. Im schlimmsten Fall führt so etwas zum Riss der Sehne. Für jeden Sportler gilt: Wärmen Sie sich vor der Belastung auf. Die Fasern sind dann nicht so verletzungsanfällig. Auch nach einer langen Pause, wenn Sie nicht so gut in Form sind, müssen Sie besonders aufpassen. Starten Sie dann mit moderatem Training und überfordern sich nicht. Zur Vorbeugung und natürlich, wenn die Achillessehne bereits Probleme bereitet, probieren Sie unbedingt das Achillessehnen-Tape (Anleitung s. S. 120).

Fersensporn

Der sogenannte Fersensporn ist gewissermaßen ein knöcherner Auswuchs am Fersenbein, der durch eine übermäßige Zug- oder Druckbelastung der dort ansetzenden Sehnen entsteht. Fußfehlstellungen können die Entstehung ebenso auslösen wie Überlastung. Immer gehen häufige winzige Verletzungen der Sehnen voraus, die der Körper schließlich reparieren will, indem er Kalk ablagert, der den erwähnten Auswuchs darstellt. Wenn Sie beim Stehen und Gehen einen stechenden Schmerz unter der Ferse spüren, der im Sitzen, wenn die Füße Pause haben, jedoch nachlässt, könnten Sie einen Fersensporn haben. Gerade die ersten Schritte am Morgen sind besonders unangenehm. Dämpfende Einlagen können die Beschwerden lindern, bekämpfen aber nicht die Ursache. Mit krankengymnastischen Übungen erreichen Sie eine Dehnung der Sehne. Wärmen Sie sich vor dem Sport auch immer gut auf, um nicht weitere Verletzungen zu provozieren, die der Körper mit Kalkablagerungen beantwortet. Schließlich wird Ihnen auch das Achillessehnen-Tape (Anleitung s. S. 120) helfen.

Restless legs und Wadenkrämpfe

Nächtliche Wadenkrämpfe, die trotz Magnesiumeinnahme nicht aufhören wollen, Missempfindungen in den Beinen, die einen nicht zur Ruhe kommen lassen – das sind gewiss keine typischen Sportlerprobleme. Da sie aber häufig vorkommen und Sportlern den Schlaf und damit die Energie für Training oder Punktspiel rauben können, seien sie hier kurz erwähnt.

Der Wadenkrampf

Krampft sich die Wadenmuskulatur zusammen, ist das äußerst schmerzhaft. Das passiert zum Beispiel dann, wenn Sie sich körperlich überfordert haben, etwa ohne vorheriges Training eine viele Kilometer lange Wanderung unternommen haben. Aber auch Durchblutungsstörungen können zu den Krämpfen führen.

GUT ZU WISSEN

Gehen Sie der Sache auf den Grund

Wenn Sie häufig und ohne erkennbaren Auslöser von Wadenkrämpfen geplagt werden, lassen Sie bitte einen Arzt nach der Ursache forschen. In seltenen Fällen steht eine ernsthafte Erkrankung dahinter, die für die gestörte Durchblutung verantwortlich ist.

Als Sportler, der sein Pensum kennt und nicht übertreibt, sind Sie im Grunde bestens gegen das fiese Krampfen gewappnet, denn die Muskeln werden gestärkt, die Krampfanfälligkeit gesenkt. Trinken Sie außerdem genug und achten auf eine mineralstoffhaltige Ernährung. Kalte Muskeln krampfen schneller als warme. Packen Sie die Beine zur Nacht also schön warm ein. Mit dem Achillessehnen-Tape fördern Sie bei jeder Bewegung die Durchblutung der Wadenmuskulatur. Nachts entspannt diese damit besser, was den Krämpfen ebenfalls vorbeugt.

Restless legs

Bei dem neurologischen Syndrom handelt es sich um Ziehen, Kribbeln und Schmerzen in den Beinen, die dem Betroffenen das Gefühl vermitteln, er müsse seine Muskeln dehnen und bewegen. Da es nur im Ruhezustand auftritt, hält es permanent auf Trab. Die Folge: Erschöpfung, Müdigkeit und Lustlosigkeit. Das Achillessehnen-Tape hilft in zweifacher Hinsicht. Sie erinnern sich an das Phänomen Gate Control. Ein Reiz überlagert bzw. verdrängt den anderen. Die Massagereize, die schon durch kleinste Bewegungen ausgelöst werden, verhindern, dass die typischen Missempfindungen der Erkrankung sich durchsetzen. Außerdem sorgt eine Muskeltätigkeit sofort für ein Abklingen der Symptome. Auch hier gilt: Schon kleine Bewegungen, die man beispielsweise im Schlaf macht, führen durch das Tape zu einer ausreichenden Stimulierung, sodass erst gar kein lästiges Kribbeln oder Ziehen eine Chance hat.

Das Sprunggelenk

Ein verstauchtes oder gezerrtes Sprunggelenk ist im Sport an der Tagesordnung. Wie schnell knicken Sie um, wenn Sie dem Ball nachjagen, durch den Wald joggen oder neue Tanzschritte probieren.

Aufbau und Funktion

Das Gelenk besteht aus mehreren Knochen und einem Kapsel-Band-Apparat, der für Stabilität sorgt. Vereinfacht gesagt, überträgt es die Kraft von Schien- und Wadenbein auf den Fuß und federt umgekehrt Stöße und Belastungen ab, die vom Fuß aufgenommen werden. Die Beweglichkeit, die dieses Gelenk ermöglicht, ist recht beachtlich. Sie können die Zehen in Richtung Bein anziehen, wie ein Balletttänzer zum Boden strecken, Außen- bzw. Innenkante des Fußes anheben und senken und den Fuß ein kleines Stückchen zu jeder Seite drehen.

Merkmale der Verstauchung

Bei einer Verstauchung, der häufigsten Verletzung des Sprunggelenks, überdehnen die Bänder. Der Knöchel schwillt an, tut weh und weist oft auch einen Bluterguss auf. Im akuten Zustand legen Sie das Bein am besten hoch, kühlen die betroffene Partie und geben dem Fuß mit einer Bandage Halt. Sofern kein Band gerissen oder Knochen beschädigt ist, ist es ratsam, die Muskeln schnell wieder zu trainieren. Eine Studie weist nach, dass die Verletzung durch Bewegungstherapie schneller ausheilt als durch Ruhigstellung, weil die Durchblutung angeregt wird. Dazu brauchen Sie allerdings eine Stütze, die Bewegung zulässt. Optimal hat sich hier das Sprunggelenks-Tape (Anleitung s. S. 123) bewährt.

Weniger Einschränkung – schnellere Heilung

Bei einem Sportlehrgang im Robinson Club Fuerteventura verletzte sich ein junger Fußballer das Sprunggelenk. Zunächst bekam er einen Zinkleimverband, dann wurde er mit Medi-Taping versorgt. Seine Freude war groß, weil er damit sogar schwimmen gehen konnte. Schon nach einer Woche Behandlung durfte er wieder an leichtem Training teilnehmen.

AUS DER PRAXIS

Beugen Sie vor!

Am schönsten ist es natürlich, wenn das Sprunggelenk zuverlässig funktioniert und erst gar keinen Schaden nimmt. Um das zu erreichen, empfehle ich Ihnen dringend, das Sprunggelenks-Tape vorbeugend zu verwenden. Es bietet Ihnen doppelten Nutzen. Dass dieses Pflaster mechanischen passiven Schutz leistet, indem es die Beweglichkeit des Gelenks auf ein gesundes Maß beschränkt, ihm dabei gleichzeitig Halt gibt, liegt auf der Hand. Durch den direkten Hautkontakt kommt eine Stimulierung der Rezeptoren hinzu, die dem Gehirn melden, welche Stellung das Gelenk gerade einnimmt oder welche Bewegung es ausführt. Diese kleinen Sensoren sitzen in den Muskeln, Sehnen, Bändern und Gelenkkapseln. Je besser sie funktionieren, desto zuverlässiger arbeitet auch die Gelenksicherung und -steuerung. Mit anderen Worten: Sind die Rezeptoren besonders aktiv, sinkt das Risiko, plötzlich umzuknicken, erheblich.

Die Adduktoren

Die Bezeichnung Adduktoren stammt vom lateinischen Wort adducere (= hinziehen, hinführen) ab. Im anatomischen Bereich des Beins sind damit die Muskeln gemeint, die an der Innenseite des Oberschenkels liegen und das Bein an den Körper heranziehen. Außerdem stabilisieren sie Knie, Hüfte und Becken und sind beim Beugen der Hüfte tätig. Die Adduktoren sind die Gegenspieler der kleinen und mittleren Gesäßmuskeln. Beim Gehen und Laufen kommt es zu einem ständigen Wechselspiel beider Muskelgruppen, um das Becken in jeder Phase der Bewegung in der Waagerechten zu halten. Das ist der Grund, weshalb Sie nach einem ungewohnten Langstreckenlauf oder einer strammen Tageswanderung Muskelkater an den Innenseiten Ihrer Oberschenkel bekommen.

Die Adduktoren im Sport

In vielen Sportarten kommt es zu einer Überlastung der Schenkelanzieher bzw. zu einem muskulären Ungleichgewicht zwischen ihnen und den Gesäßmuskeln. Beim Profifußball ist zum Beispiel immer wieder über Leisten- oder Adduktorenzerrungen zu lesen, weil vorwiegend mit dem Innenrist geschossen wird. Eiskunstläufer und Eishockeyspieler belasten die Muskeln an der Innenseite der Oberschenkel übermäßig, und auch Reiter beanspruchen sie durch die Sitzhaltung auf dem Pferd sehr stark. Hier sind Muskelrisse schnell passisert, wenn das Tier plötzlich scheut.

Vorbeugung und Therapie

Sowohl vorbeugend als auch zur Linderung der Beschwerden eignet sich das Adduktoren-Tape (Anleitung s. S. 124). Wenn Sie es nicht tragen, sollten Sie die Muskeln dehnen und die Gesäßmuskeln kräftigen, um hier ein Gleichgewicht herzustellen. Eine einfache Dehnübung ist diese: Setzen Sie sich gerade auf den Boden, ziehen die Füße zum Körper und legen die Fußsohlen aneinander. Sie können sich mit den Händen hinter dem Po abstützen. Drücken Sie nun langsam, ohne zu federn oder schnelle Bewegungen auszuführen, die Knie in Richtung Boden.

Wenn Sie das Ziehen in den Oberschenkeln spüren, ist es genug. Einige Sekunden aushalten und lockern.

Tapes für die Beine und Füße

Die Vernachlässigung der hinteren Beinmuskulatur führt oft zu Beschwerden, die bestens mit dem Psoas-Sport-Tape (Anleitung s. S. 92) beseitigt werden können. Die Folge der Nutzung kann sein, dass durch die Entspannung der vorderen Beinmuskulatur der Sportler wieder in eine aufrechte Haltung kommt, die eine Dehnung der hinteren Oberschenkelmuskeln mit sich bringt – ein Dehnungsschmerz zeigt dies an. Dagegen kommt dann das Hamstring-Tape (s. S. 110) zum Einsatz. Schließlich sei noch einmal das Bein-Sport-Tape (s. S. 112) erwähnt, das allen, die viel laufen, zur Vorbeugung und Leistungssteigerung ans Herz gelegt werden kann und auch bei Überlastung angezeigt ist. Die Tape-Anleitungen finden Sie auf den vorigen Seiten. Es folgen hier noch das Achillessehnen- und Sprunggelenks-Tape.

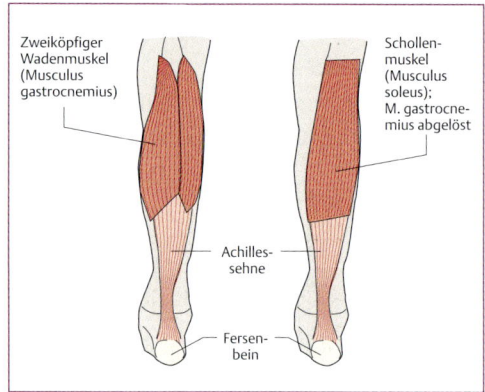

Zweiköpfiger Wadenmuskel (Musculus gastrocnemius)

Schollenmuskel (Musculus soleus); M. gastrocnemius abgelöst

Achillessehne

Fersenbein

Die Achillessehne verläuft zwischen Fersenbein und Wadenmuskulatur.

Achillessehnen-Tape

Was für das Bein-Sport-Tape gesagt wurde, gilt im Grunde auch für das Achillessehnen-Tape: Als Marathon- oder Iron Man-Sportler werden Sie nicht mehr darauf verzichten wollen, weil es Ihre Leistung verbessert und Sie unterwegs und anschließend deutlich weniger Beschwerden haben werden. Zu den bereits aufgeführten Anwendungsbeispielen gesellen sich auch so ziemlich alle Probleme der Vorfüße. Die Wadenmuskulatur wird durch das Tape sofort entspannt, der Zug auf den Vorfuß gelockert.

So wird's gemacht

Legen Sie sich auf den Bauch und ziehen Sie die Zehen des betroffenen Beins an, sodass der Unterschenkel stark gedehnt ist. Messen Sie von der Unterseite der Ferse bis zur Kniekehle und schneiden drei Streifen in dieser Länge. Drei oder vielleicht sogar vier weitere Streifen sollten jeweils gut 15 Zentimeter lang sein.

❶ Beginnen Sie mit einem der langen Tapes. Reißen Sie das Papier in der Mitte ein und bringen das Pflaster voll gedehnt mithilfe der Daumentechnik auf die Ferse bzw. die Achillessehne.

❷ Ein Ende sollte nun bis zum Quergewölbe, also fast bis zum Ansatz der Zehen reichen. Es wird ohne Zug ausgestrichen. Ebenso das andere Ende, das auf der Wade ohne Zug geklebt wird.

❸ Den zweiten langen Streifen setzen Sie auf dem äußeren Knöchel an.

Dann ziehen Sie ihn mit voller Dehnung um die Ferse herum. Liegen konkret Achillessehnenbeschwerden vor, versuchen Sie bitte, seitlich nah an der Sehne zu arbeiten. Am Ende der Sehne, also etwa in der Mitte der Wade, lassen Sie vollständig den Zug weg und legen den Rest nur noch locker an der Außenseite der Wade entlang bis zum Ende des ersten Streifens.

Verfahren Sie mit dem letzten langen Streifen genauso. Er wird auf dem inneren Knöchel angesetzt und entsprechend geklebt.

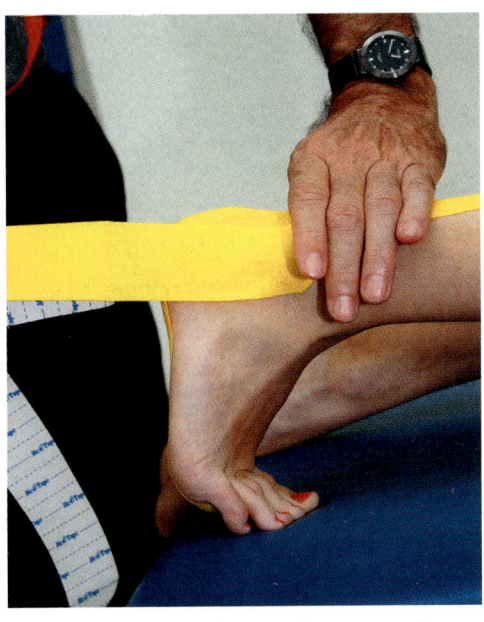

❸

❶
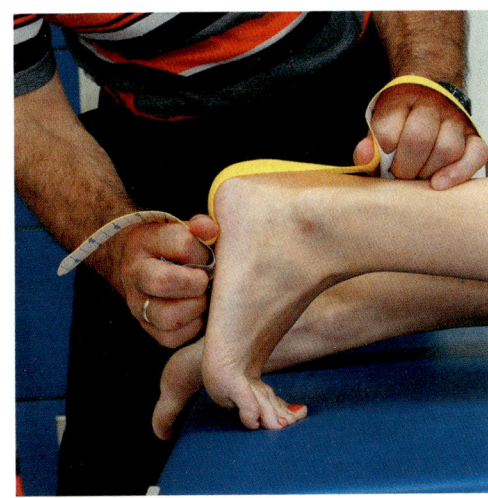

Über dem Schmerzbezirk wird der Streifen voll gedehnt.

Drücken Sie das zweite Pflaster am Ansatz stark an, damit es sicher hält.

❷
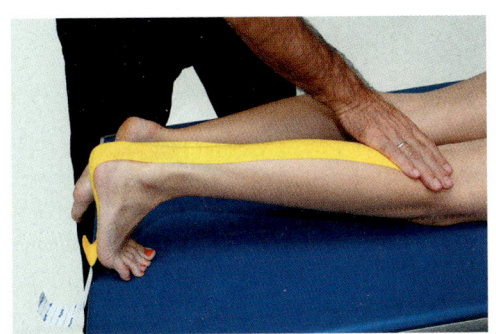

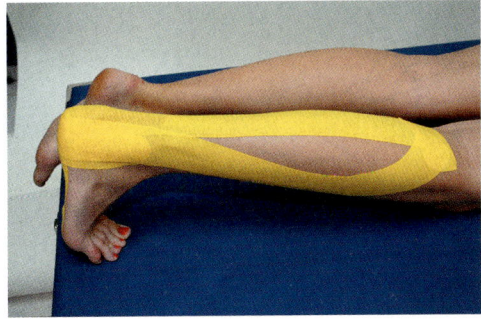

Das erste lange Pflaster bedeckt gewissermaßen die Achillessehne.

Nach Aufbringen des zweiten Pflasters hat der Unterschenkel bereits deutlich Stabilität gewonnen.

❹ Reißen Sie zum Schluss das Papier der kurzen Streifen ein und bringen diese mit voller Dehnung auf den Druckschmerz der Achillessehne auf.
Nicht vergessen, dass die beiden Enden ungedehnt befestigt werden.

❺ Falls sich Ihre Beschwerden über die gesamte Sehne nach oben ziehen, kleben Sie alle kurzen Streifen wie eben beschrieben übereinander auf. Sie brauchen dann einen vierten, den Sie zur Stabilisierung unter den Fuß kleben. Das Pflaster unter dem Fuß gedehnt ansetzen und ohne Zug auf den Fußrücken ausstreichen.
Am besten geht es, wenn das Knie in Bauchlage gebeugt wird. Bei starkem Hohlfuß kleben Sie auf die gleiche Art einen weiteren Streifen.

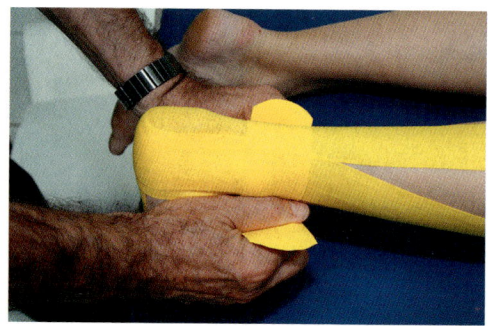

❹

Ist der Schmerz sehr punktuell und sitzt tief, genügt ein kurzes Pflaster. Die anderen werden je nach Beschwerden je ein bisschen höher angesetzt.

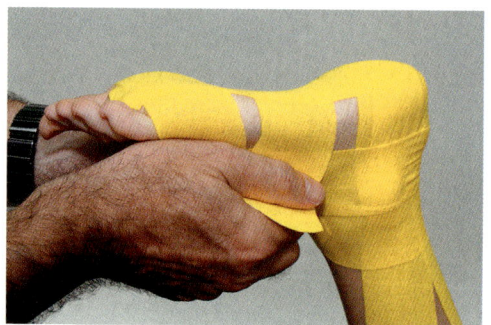

❺

Kleben Sie beim Achillessehnen-Tape großzügig. Der Fuß braucht viel Halt.

TIPP

Variante bei Fersensporn

Leiden Sie unter einem Fersensporn oder anderen Fersenschmerzen? Legen Sie das Tape dann wie folgt an: Die drei langen Bänder werden wie üblich mit voller Dehnung über der Ferse aufgebracht. Legen Sie dann ein kurzes Tape ebenfalls vollständig gedehnt von hinten um die Ferse und führen es seitlich des Fußrückens in Richtung Zehen. Damit versorgen Sie seitlichen Fersenschmerz, der häufig beklagt wird.

Sprunggelenks-Tape

Es ist im Sportbereich schon lange üblich, das Sprunggelenk vorbeugend zu bandagieren. Eine starre Bandage ist in vielen Disziplinen aber hinderlich. Ist es zu einer Verletzung gekommen, wird ebenfalls noch immer zum starren Tape gegriffen, lange Zwangspausen inklusive. Ziehen Sie ein flexibles Medi-Tape vor.

So wird's gemacht

Legen Sie sich auf den Rücken und lassen den Fuß locker liegen. Es soll keine Vordehnung stattfinden. Die häufigsten Beschwerden treten im Bereich des Außenknöchels auf. Sie sehen hier beispielhaft die entsprechende Behandlung. Liegen die Schmerzen am Innenknöchel, gehen Sie genau gegengleich vor. Messen Sie vom Innenknöchel um die Ferse bis zur Mitte des Unterschenkels. In dieser gemessenen

Länge brauchen Sie zwei Streifen. Zusätzlich schneiden Sie sich mindestens vier Streifen zu je gut 15 Zentimetern.

❶ Drehen Sie den Fuß leicht nach innen und setzen den Anker auf den inneren Knöchel.
Fest andrücken und dann mit vollem Zug um die Ferse herum ziehen. Das Tape soll erst kurz vor dem Knie aufgeklebt werden. Dadurch entsteht eine noch größere Festigkeit.

❷ Das zweite lange Pflaster kleben Sie in beschriebener Weise leicht überlappend neben das erste. Der betroffene Außenknöchel sollte dabei bereits großflächig versorgt sein.

❸ Die kurzen Streifen geben Sie zusätzlich mit vollem Zug über die Schmerzstelle und streichen in verschiedene Richtungen aus.

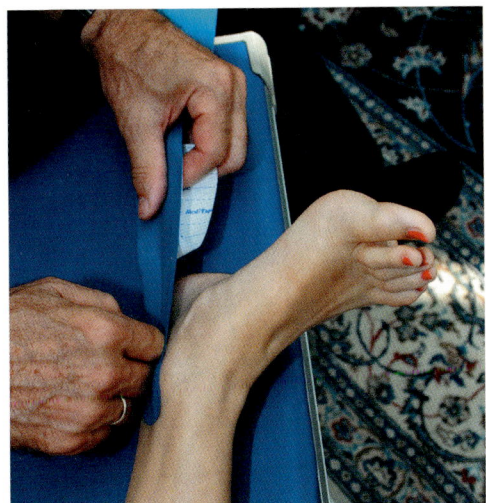

❶

Der Anker wird fest auf den nicht schmerzenden Knöchel gesetzt.

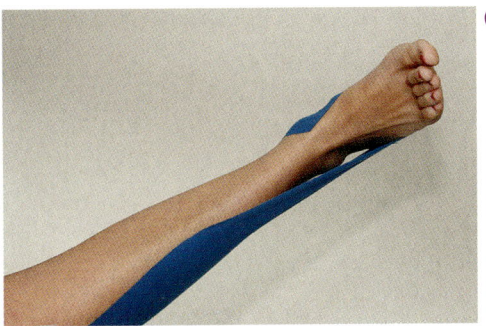

❷

Kleben Sie das Ende des Tapes nach voller Dehnung unterhalb des Knies fest.

❸

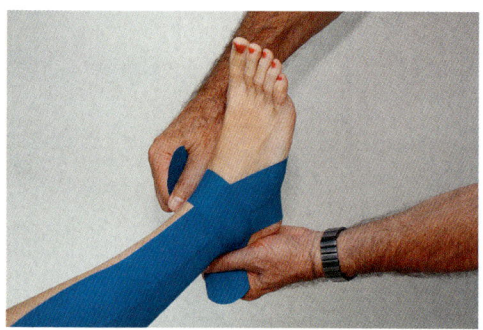

Kurze Tapes können den Knochen wie eine Manschette umschließen ...

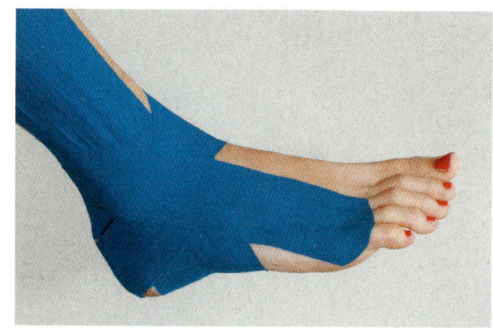

... oder auf dem Fußrücken ausgestrichen werden und die verletzten Bänder optimal entlasten.

Adduktoren-Tape

Treten Schmerzen an der Innenseite der Oberschenkel auf, beklagen die Betroffenen meist ein Gefühl der Unsicherheit bei jedem Schritt. Mit diesem Tape beseitigen Sie beides auf einmal: Die Schmerzen verschwinden umgehend, und es stellt sich ein Empfinden von Stabilität ein. Sämtliche Adduktoren werden damit versorgt. Oft ist es sinnvoll, zusätzlich die Gesäßmuskeln zu tapen.

GUT ZU WISSEN

Trotz Verletzung aktiv

Selbst bei einer Zerrung der Adduktoren können Sie mit dem Tape Sport treiben. Legen Sie dann einfach zusätzlich dort, wo der Schmerz am größten ist, zwei Tapes nebeneinander um den Schenkel. Dehnen Sie über der Schmerzstelle voll und streichen die Enden rund um das Bein aus, sodass sich eine Manschette über der problematischen Zone ergibt.

So wird's gemacht

Legen Sie sich auf den Rücken, winkeln das Bein an und klappen es nach außen. Messen Sie von der Leiste bis zum Knie und schneiden so viele Streifen, wie nebeneinander auf der Innenseite des Oberschenkels Platz finden. Je nach Beinumfang sind das drei bis fünf. Schneiden Sie sich zwei weitere Streifen ab, von denen beide die Länge des Schenkelumfangs haben. Einmal messen Sie den Umfang ganz oben an der Leiste und einmal direkt über dem Knie.

❶ Setzen Sie den ersten langen Streifen am Schambein an und streichen ihn ohne Zug zum Knie aus.

❷ Bringen Sie die anderen Pflaster gleicher Länge jeweils oberhalb der geklebten Oberkante an, ohne dass zwischen den Streifen Haut frei bleibt.

❸ Zum Schluss verankern Sie die Längsstreifen, indem Sie die beiden verbleibenden Pflaster einmal rund um den Schenkel kleben. Legen Sie diese jeweils über die Enden, damit diese besser halten.

❶

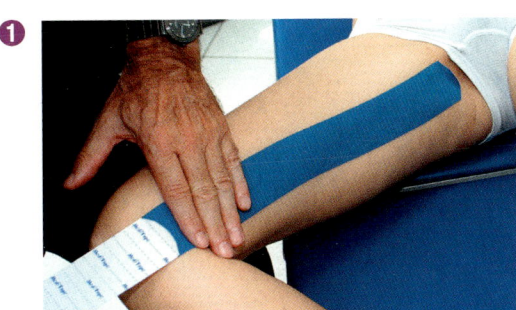

Durch das Ausklappen des gewinkelten Beins ist die Dehnung des Muskels recht groß.

❷

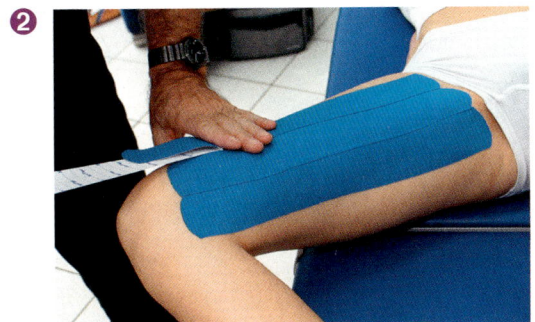

Hier wird mit drei Längsstreifen gearbeitet. Setzen Sie ruhig einen vierten daneben, wenn Sie unsicher sind, ob alle Muskeln ausreichend versorgt sind.

❸

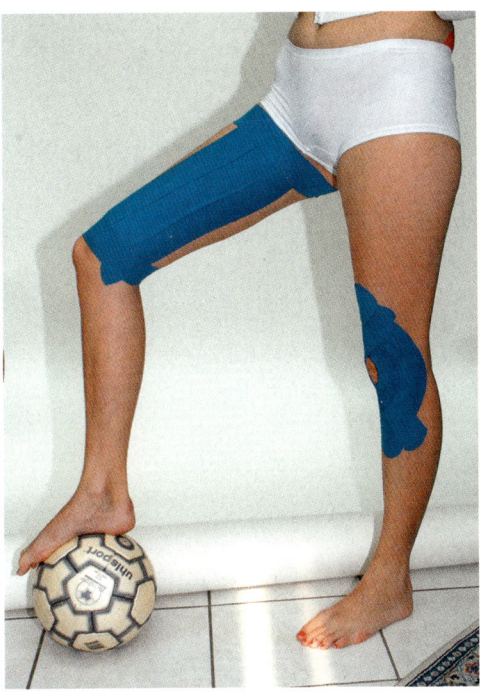

Das fertige Adduktoren-Tape dehnt die Muskeln auf der Oberschenkelinnenseite, nimmt den Schmerz und gibt Halt.

Aus der Praxis

Noch einmal zur Erinnerung: Die bunten Klebestreifen sind kostengünstig und haben keine schädliche Nebenwirkung. Falsch aufgebracht, sind sie höchstens wirkungslos. Wenn Sie jetzt nach all den vielen Anleitungen den Eindruck haben, man könne gar nichts falsch machen, stimmt das leider nicht. Deshalb: Stellt sich nicht die erwünschte Wirkung ein, gehen Sie bitte zum ausgebildeten Fachmann. Viele Sportler haben es getan und sind begeistert ...

Astrid Föderler beim ältesten Radrennen der Welt

600 Kilometer Rad fahren in einem Rutsch – das ist schon ziemlich verrückt. Aber es war nun einmal der Traum von Sporttherapeutin Astrid Föderler, am ältesten Radrennen der

Radsportlerin Astrid Föderler mit Knie-, Achilles-, Thorax- und Arm-Tapes.

Welt teilzunehmen, das alle vier Jahre über 1200 Kilometer von Paris nach Brest und zurück führt. Um an den Start gehen zu dürfen, muss man vorher mehrere Langstrecken absolvieren. 200, 300 und 400 Kilometer hatte sie schon geschafft, es lag nur noch die letzte Prüfung über 600 Kilometer vor ihr. Doch da waren plötzlich starke Schmerzen in der Hüfte und im rechten Knie, die einfach nicht wieder verschwinden wollten und den ersten Versuch nach 450 Kilometern zum Scheitern brachten. Föderler, die auch schon die Choreographie bei den Karl-May-Festspielen in Bad Segeberg gemacht hat, ging zum Arzt. Er renkte Wirbelsäule und Iliosakralgelenk (ISG) ein und verordnete Ruhe. Sie selbst machte Muskelaufbauübungen für das Knie und behandelte das Bein mit Reizstrom. Einziges Ergebnis: Nach zwei Wochen schmerzten beide Knie, auch ohne Belastung. Die Langstrecke schien in weite Ferne gerückt.

Ab zum Tapen

Mit wenig Hoffnung kam die Sportlerin in meine Praxis. Die Untersuchung zeigte: Durch das verkantete ISG waren die Beine gegeneinander verschoben. Mit Akupressur an den Füßen wurde die Statik hergestellt. Dann kamen die Tapes: Knie, Wirbelsäule und ISG wurden mit blauen und gelben Bändern versorgt.

Sofort waren die Schmerzen in den Knien verschwunden. Vorsorglich wurden auch Ellenbogen und Achillessehnen behandelt. Entgegen dem Rat meines Kollegen, lautete meine ärztliche Aufmunterung: Die 600 Kilometer am kommenden Wochenende darf sie nicht nur, die muss sie sogar fahren. Am nächsten Tag traten Schmerzen in den Innen- und Außenschenkeln auf. Föderler kam wieder in die Praxis, ich tapte Adduktoren und Abduktoren, und die Schmerzen verschwanden. Allerdings lief die körpereigene Entgiftung durch die meterlangen Tapes auf Hochtouren. Die Patientin schwitzte stark und wachte morgens gerädert auf.

So auch am Morgen der 600-Kilometer-Qualifikation. Erschöpft und wenig zuversichtlich ging sie an den Start. Doch Schmerzen hatte sie keine. Mit den Stunden im Sattel verflogen die Bedenken. Sie fuhr den ganzen Tag und die ganze Nacht – die Knie hielten durch. Nach 36 Stunden und 620 Kilometern war sie am Ziel und hatte die ersehnte Startberechtigung für Paris in der Tasche.

Deutschlandlauf 2007

Schon ein Marathon ist eine riesige Herausforderung, aber ein Spaziergang gegen einen Ultra-Lauf wie den Deutschlandlauf von Rügen nach Lörrach. Martina Schindler war dabei, um die Läufer mit Tapes zu versorgen. Beim Norweger Trond Sjavik beklebte sie prophylaktisch Fuß und Zwerchfell. Er war überzeugt, dass es ihm hilft. Stimmt. Nach 132 Stunden, 44 Minuten und 15 Sekunden ging er als bester männlicher Teilnehmer ins Ziel. Auch die Japanerin Hiroko Okiyama hat sich tapen lassen. Bei ihr waren es ebenfalls die Füße und der Rücken. Sie ging nach 124 Stunden, 40 Minuten und 33 Sekunden als Siegerin ins Ziel. Schindlers Fazit: Trotz riesigen Vorrats haben die Tapes nicht gereicht, sodass sie vorzeitig abgereist ist. Wären alle Sportler im Vorwege über die Möglichkeit, sich tapen zu lassen, informiert gewesen, wären viele Probleme erst gar nicht entstanden.

Zweimal getapet zum Spiel

Im Training bei kaltem Wetter zog Ex-Bundesligaspieler Jörg Schwanke sich bei einer unkontrollierten Bewegung eine Oberschenkelzerrung zu. Er brach sofort das Training ab und wurde erstversorgt. Danach behandelte ich seinen Oberschenkel mit rotem Tape. Am nächsten Tag absolvierte er ein Lauftraining. Die Verhärtung in der Muskulatur ließ spürbar nach. Nach zwei Wochen konnte Schwanke am Oberliga-Punktspiel teilnehmen. Er wäre noch schneller fit gewesen, wenn er besser hätte versorgt werden können. Da er aber zwischendurch noch beim Trainerlehrgang war, konnte ich ihn überhaupt nur zweimal tapen, um gerade einmal die Spielfähigkeit herzustellen.

Adduktorenprobleme bei Fußballern ...

Beschwerden an den Adduktoren sind bei Fußballspielern schon fast klassisch. Auch Rüdiger Ziehl, der bei TuS Koblenz in der 2. Bundesliga spielt, bekam solche Probleme. Es begann mit extrem starken Schmerzen im linken Schambeinast. Hinzu kamen Schmerzen beim Liegen in Rückenlage und selbst im Ruhezustand an der Innenseite des linken Oberschenkels. Bei der Untersuchung durch Michael Schlüter, Sportphysiotherapeut des FV Rheinland, kam schnell eine Beinlängendifferenz zutage. Nachdem die beseitigt war, wurde Ziehl von Schlüter getapet. Neben einem Tape für die Adduktoren des linken Beins bekam er einen LWS-Stern. Daraufhin konnte er sofort schmerzfrei liegen. Drei Tage später wurde die Beinlänge noch einmal kontrolliert. Im anschließenden Abschlusstraining war Ziehl linksseitig völlig beschwerdefrei. Im rechten Bein traten allerdings nach etwa einer Stunde Schmerzen auf, vermutlich weil die Adduktoren rechts nicht versorgt worden waren.

... und Surfern

Wie häufig die Schenkelanzieher in fast allen Sportarten vernachlässigt oder überlastet oder auch beides werden, zeigt das Beispiel von Anne Pieper. Die Orthopädin ist Deutsche Meisterin im Kitesurfen 2005 und Vize-Europameisterin im Kitecross 2005. Nebenbei schwimmt sie Langstrecke, joggt, fährt Ski, taucht und macht Snowkites. Beim Üben neuer Tricks für die anstehende Kite-Saison spürte sie plötzlich ein Ziehen im Oberschenkel. Doch hoch motiviert ignorierte sie die Warnung. Die Quittung kam am nächsten Morgen: stärkste ziehende Schmerzen im Bereich der Oberschenkelinnenseite. Als Orthopädin griff sie zu Diclofenac, einem Arzneistoff gegen Schmerzen und Entzündungen. Doch das half nicht lange. Eine Kollegin gab ihr den Tipp: Medi-Taping. Sie probierte es aus und konnte

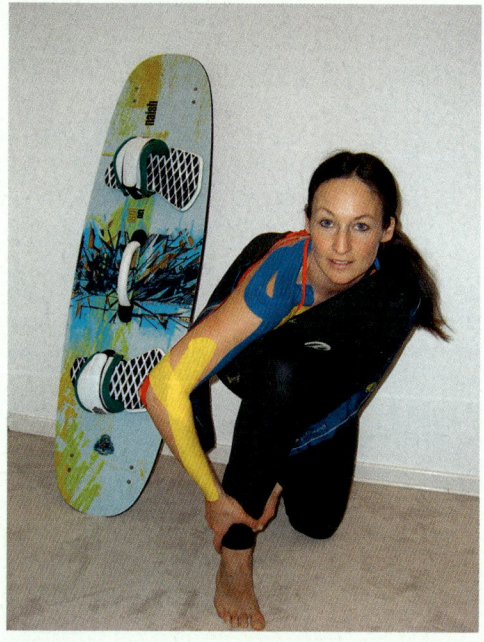

Kitesurf-Meisterin Anne Pieper lässt sich längst nicht mehr nur die Beine tapen, sondern schlüpft mit vielen bunten Streifen in den Anzug.

am folgenden Wochenende schon wieder an einem Wettbewerb teilnehmen – mit bunten Streifen unter dem Neoprenanzug.

Verstauchtes Sprunggelenk

Diplom-Gesundheitswirtin Angela Paetz macht seit ihrem achten Lebensjahr Leistungssport. Zunächst war es Kunstturnen, jetzt ist es die Leichtathletik. Durch ständiges Umknicken beim Turnen sind ihre Sprunggelenke sehr anfällig und instabil geworden, beim Leichtathletik-Training litten die Achillessehnen. Das bedeutet: Immer wieder musste sie pausieren, um ihre Verletzungen zu pflegen. Von Tape-Verbänden hatte sie nur im Zusammenhang mit der Ruhigstellung eines verletzten Gelenks gehört. Zur Vorbeugung war ihr so etwas neu. Wie andere Sportler auch, tat sie es als zweifelhafte Methode ab, nach dem Motto: »Der Glaube versetzt Berge«. Bis sie eine böse Verstauchung des rechten Sprunggelenks erwischte. Drei Tage lang konnte sie den Fuß nicht einmal aufsetzen. Als humpelnde Zuschauerin bei einem Handballspiel fiel sie mir auf. Ich zögerte nicht, legte ihr ein Tape an und forderte sie auf, zu gehen. Das tat sie. Sie konnte ihren Fuß ohne Schmerzen und nennenswerte Bewegungseinschränkungen gebrauchen.

Heute benutzt die 45-Jährige Medi-Taping auch zur Leistungssteigerung. Ihre Erfahrung: Mit den Klebebändern läuft sie Bestzeiten, hat keinen Muskelkater oder schwere Beine und fühlt sich einfach rundum »energiegeladen«.

Beschwerden der Arme und Hände

Wer hat nicht mindestens vom Tennis-arm gehört, wenn er selbst vielleicht auch davon verschont geblieben ist? Immer häufiger ist auch vom Golferellenbogen die Rede, da sich diese Sportart wachsender Beliebtheit erfreut. Darüber hinaus vermiesen Sehnenscheidenentzündungen, Sattelgelenksschmerzen und Beschwerden in anderen Fingergelenken Ballsportlern, Turnern, Kletterern, Ruderern und anderen Aktiven allzu oft das Training. Hier finden Sie typische Beschwerden der Hände und Arme und Hilfe durch Medi-Taping.

Verletzungen der Fingergelenke

Schon ein Blick macht deutlich, wie anfällig die eher zarten Fingergelenke sind. Der Kontakt mit Ball oder Gegner oder das Abfangen des Körpergewichts bei einem Sturz können reichen, um dem Sportler eine Verstauchung, Prellung, einen Bluterguss oder gar einen Bänderriss einzuhandeln. Am besten, Sie legen bereits ein Fingergelenks-Tape (Anleitung s. S. 135) an, bevor Sie sich aufs Spielfeld wagen. Ist es zu einer Verletzung im Gelenk gekommen, reduziert das Tape den Schmerz und bringt schnellere Heilung, als wenn Sie den Finger stilllegen würden.

mal ist auch eine Druckempfindlichkeit oder auch eine Schwellung zu beobachten. Verwenden Sie bei verstärkter Nutzung wie etwa einem Volleyball-Turnier das Sattelgelenks-Tape (Anleitung s. S. 136) vorbeugend und therapieren Sie damit bereits vorhandene Beschwerden.

> **GUT ZU WISSEN**
>
> ### Schonen, aber nicht schwächen
>
> Herkömmliche Bandagen, die bei einer Erkrankung des Sattelgelenks meist verschrieben werden, schonen zwar das Gelenk, schwächen aber gleichzeitig die Muskeln. Auch Medi-Taping schont das Gelenk, pflegt aber die Muskeln und hält sie in Form.

Das Sattelgelenk

Der Daumen ist mit einem Gelenk ausgerüstet, das ihm eine hohe Beweglichkeit in fast alle Richtungen erlaubt. Es liegt an der Wurzel des Daumens dicht über dem Handgelenk. Verletzungen in diesem Bereich oder auch eine Überforderung des Gelenks können Schmerzen hervorrufen, die bei Belastung stärker werden. Manch-

Die Atlas-Blockade

Wie im Abschnitt über die Statik erwähnt, ist der Atlas der erste Halswirbel und Teil des unteren Kopfgelenks. Die Folgen einer Blockade in dieser Region reichen von Kopfschmerzen über Ohrgeräusche bis hin zu Durchblutungsstörungen im Gesicht. Was hat das nun mit dem Daumen zu tun? Die Praxis zeigt: manchmal eine ganze Menge! So gab es eine Patientin, die aufgrund von Schmerzen im Sattelgelenk getapet wurde – ohne Erfolg. Bei ihr wurde eine massive Atlasblockade festgestellt.

Erst als diese beseitigt war, konnte das Tape helfen und die Schmerzen beseitigen. Das Beispiel soll Ihnen zeigen, dass auch dort, wo wir es nicht vermuten, die Statik über den Heilerfolg oder Misserfolg einer Behandlung entscheiden kann.

Das Handgelenk

Das äußerst bewegliche Handgelenk wird nicht nur im Alltag, sondern vor allem auch im Sport stark gefordert. Tischtennisspieler, Golfer, Paddler oder auch Kampfsportler überanstrengen es schnell. Das gilt auch für viele Ballsportler wie etwa Handballspieler. Hinzu kommen Verletzungen, zum Beispiel durch Stürze vom Fahrrad oder Pferd oder beim Rollschuhlaufen.

Anatomie

Das Gelenk besteht aus mehreren Knochen. Der wichtigste auf der Seite des Daumens ist die Speiche, auf der Seite des kleinen Fingers ist es die Elle. Wie andere wichtige Gelenke, so gewinnt auch das Handgelenk durch einen straffen Kapsel-Band-Apparat Stabilität. Auf dem Handrücken verlaufen die sogenannten Strecksehnen. Die Beugesehnen liegen an der Innenseite und laufen alle durch den Karpaltunnel, ein Gewebeband, das am unteren Rand der Handfläche verläuft.

Sehnenscheidenentzündung

An allen Sehnen des Körpers kann eine solche Entzündung auftreten. An den Handgelenken ist dies am häufigsten der Fall. Sehnen übertragen Muskelkraft auf die

Knochen und bewegen diese. Das bedeutet, sie bewegen sich ständig hin und her. Diejenigen, die dabei besonderer Reibung ausgesetzt sind, sind in Schutzhüllen eingebettet, die sogenannten Sehnenscheiden. Bei Schlägersportarten, aber auch im Bereich des Kraftsports wiederholen sich einseitige intensive Bewegungsabläufe, die Sehnenscheiden überbeanspruchen. Die Folge ist eine Entzündung, die sich zunächst nur durch einen ziehenden Schmerz während der Belastung bemerkbar macht. Später tritt das Ziehen und Stechen auch in Ruhe auf. Meist folgt eine Schwellung eventuell mit Rötung und Wärmeentwicklung in der betroffenen Partie.

Therapie

Legen Sie Ihr Handgelenk nicht still, vermeiden Sie aber, die Überlastung noch weiter voranzutreiben. Kühlung tut gegen die Entzündung gut. Legen Sie das Sehnenscheiden-Tape (Anleitung s. S. 138) an, um den Heilungsprozess zu beschleunigen. Es hält den täglichen Anforderungen stand, sodass die Muskulatur in Betrieb bleiben kann.

Der Tennisarm

Nicht nur Tennisspieler, sondern alle Aktiven eines Schlägersports laufen Gefahr, sich einen Tennisarm einzuhandeln.

Er ist auch als Tennisellenbogen bekannt, weil er nämlich durch massive Schmerzen im Ellenbogen und Unterarm gekennzeichnet ist, die zum Beispiel bei Drehbewegungen auftreten, oder wenn die Faust geschlossen wird. Auch ein Druckschmerz ist typisch.

> **GUT ZU WISSEN**
>
> ### Auf den Punkt kommt es an
>
> Der Fachmann weiß anhand des schmerzenden Durckpunktes, um welche Form der Ellenbogenentzündung es sich handelt. Er unterscheidet nämlich zwischen Tennis-, Golfer- und Werferellenbogen. Lassen Sie für die gezielte Therapie abklären, welche Variante bei Ihnen vorliegt. Hinweis: Beim Tennisarm sind die Unterarmstrecker auf Seite des Daumens betroffen, beim Golferarm schmerzen die auf der Seite des kleinen Fingers.

Wieder einmal ist Überlastung der Auslöser. In diesem Fall geht es vor allem um die Muskulatur des Unterarms. Sehnen, Bänder und die umliegenden Muskeln erkranken allerdings erfahrungsgemäß weniger durch zu intensives Spielen, sondern meist durch eine fehlerhafte Technik bei der Schlägerhaltung wie etwa beim Rückhandspiel.

Vorbeugen und behandeln

Wieder einmal lautet die Empfehlung: Dehnen Sie ausreichend und wärmen Sie sich vor dem Sport auf, um das Verletzungsrisiko zu senken. Wenn Sie zum Tennisarm oder generell zu Problemen mit Bändern und Sehnen neigen, tragen Sie am besten das Tennisellenbogen-Tape (Anleitung s. S. 140) schon vorsorglich. Ist das Ziehen und Stechen erst da, gilt natürlich der gleiche Rat. Der Physiotherapeut wird Ihnen Bewegungstherapie und Dehnung verordnen. Durch das Tape lassen sich Bewegungen erheblich angenehmer durchführen.

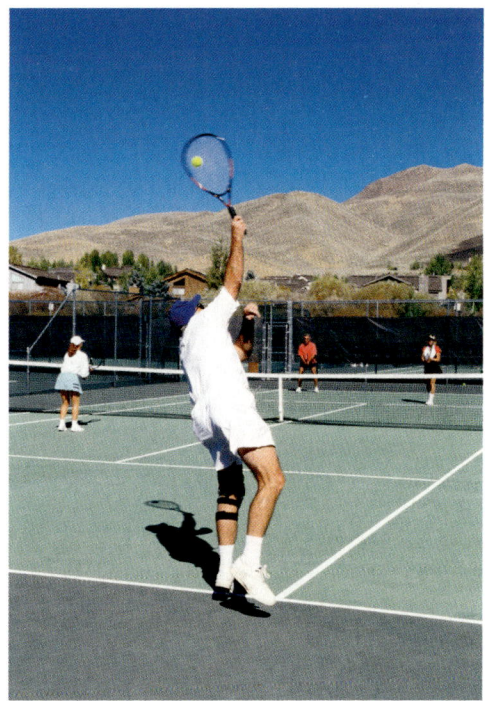

Der Volksmund hat die Epikondylopathie nach dem Sport benannt, in dem sie am häufigsten auftaucht: beim Tennisspieler.

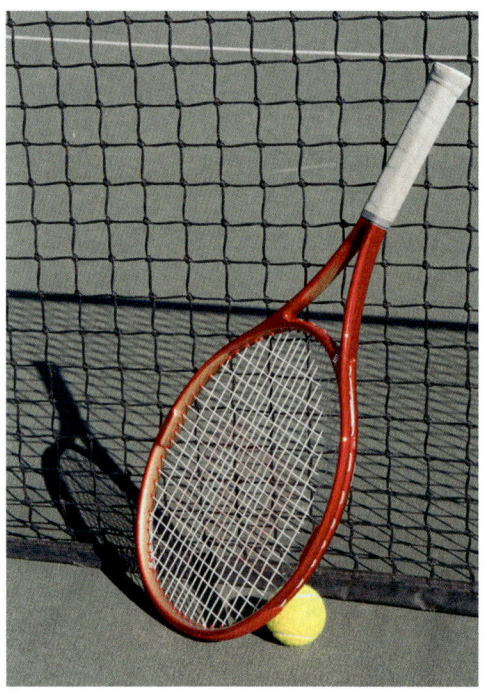

Da der Muskel mithilfe des Pflasters bereits entspannt, ist in puncto Dehnung auch schon ein wichtiger Schritt erledigt.

Variante Golferellenbogen

Wie schon erwähnt, werden die Beschwerden des Ellenbogens inklusive der Unterarmmuskulatur unterschieden. Der Schmerz liegt an der Innenseite des Ellenbogens und kann in den ganzen Arm, von der Hand bis zur Schulter, ziehen. Hierfür wurde das Golferellenbogen-Tape (Anleitung s. S. 142) entwickelt, das auf dem Tennisellenbogen-Tape aufbaut.

Tapes für die Arme und Hände

Neben den einzeln erwähnten Tapes finden Sie in diesem Kapitel das Arm-Sport-Tape. Es ist gewissermaßen das Universalgenie, das bei Schmerzen im gesamten Arm schnelle Hilfe bringt. Es wird Ihnen gleich zu Anfang vorgestellt. Nutzen Sie es, um Ziehen oder Stechen zu beseitigen und um die Muskulatur des Armes bei großer sportlicher Herausforderung zu unterstützen. Klären Sie aber bitte unbedingt die Ursache etwaiger Beschwerden ab.

Arm-Sport-Tape

Druckschmerz im Oberarm? Stechen in der Armbeuge? Oder wollen Sie einfach beim nächsten Tennismatch oder Gewichtheben leistungsfähiger sein? Beeindrucken Sie Ihren Gegner doch mit buntem Medi-Tape. Aber vergessen Sie bei all der guten Wirkung nicht, die Ursache etwaiger Beschwerden abzuklären.

So wird's gemacht

Halten Sie den Arm diagonal zur Seite, damit daran leicht gearbeitet werden kann. Er ist gestreckt, aber nicht besonders stark angespannt. Messen Sie zwei gleich lange Streifen vom Handgelenk bis hinauf auf die Schulter.

❶ Setzen Sie den Anker des ersten Streifens am Handgelenk und zwar zunächst auf der Seite des kleinen Fingers. Streichen Sie den Streifen zur Schulter hin aus, während Sie ihn auf den Beugemuskeln entlangführen.

❷ Der zweite Streifen setzt am Handgelenk neben dem anderen auf Daumenseite an.

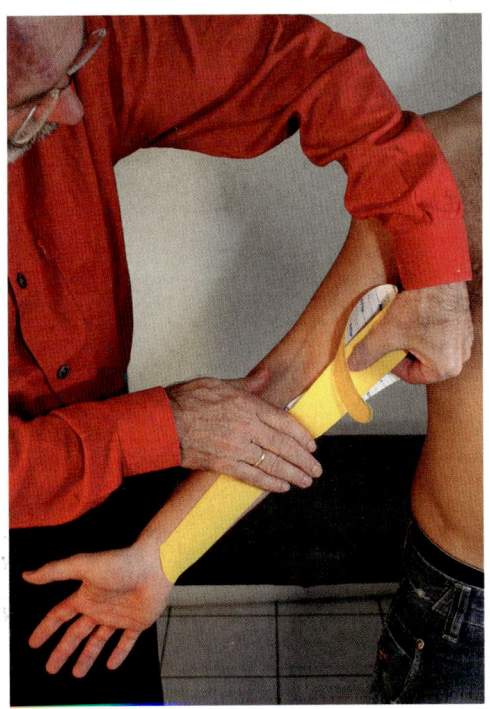

Der erste Streifen des Arm-Sport-Tapes läuft auf der Körperseite an der Armbeuge vorbei zur Schulter.

❷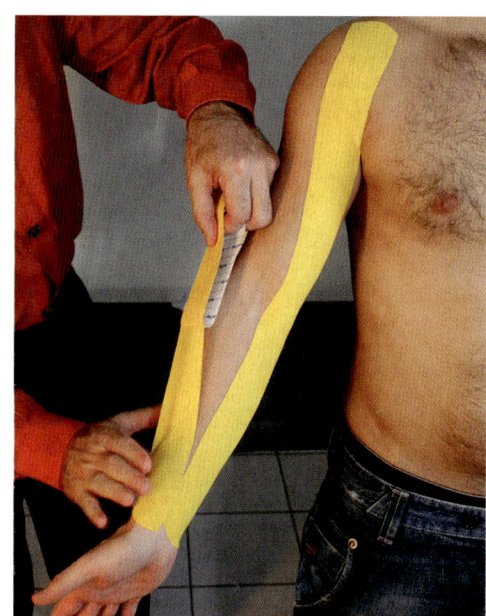

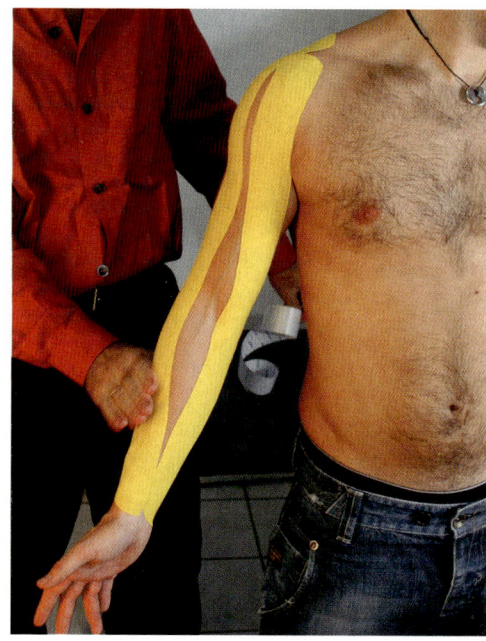

Das Arm-Sport-Tape versorgt das komplette Handgelenk mit Karpaltunnel.

Zwei Pflaster genügen, um Schmerzen zu lindern und die Leistung zu verbessern.

Er wird im leichten Bogen vom Körper weg an der Armbeuge vorbei bis zur Schulter geklebt.

❸ Um die beiden Arm-Pflaster zu sichern, schneiden Sie zwei kürzere Stücke ab, die etwas länger sein sollten, als der Umfang Ihres Armes ist. Legen Sie eines wie eine Manschette um das Handgelenk, das andere um den Oberarm. Auch hierbei arbeiten Sie ohne Dehnung des Materials.

❸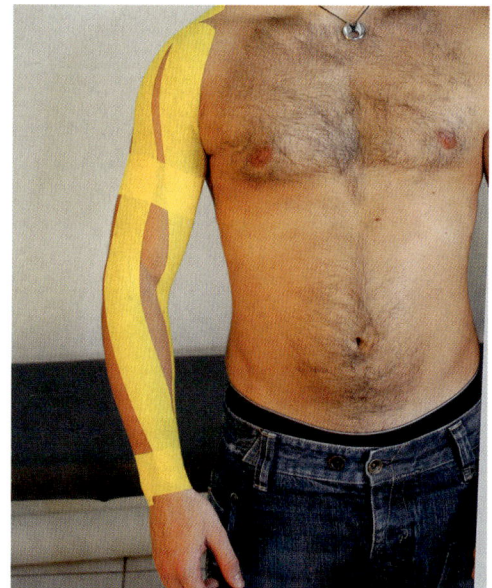

Ebenso einfach wie effektiv: das fertige Arm-Sport-Tape:

Fingergelenks-Tape

Ob beim Kegeln oder Hantelstemmen, wenn die Finger schmerzen, ist der Spaß schnell vorbei. Von der Einschränkung im Alltag gar nicht zu reden. Die Anbringung des Fingergelenks-Tapes erfordert etwas Übung bzw. Geschick, lohnt sich aber ganz bestimmt.

So wird's gemacht

Ermitteln Sie die Länge für das Tape, indem Sie oberhalb des Ellenbogens ansetzen und bis zur Spitze des betroffenen Fingers messen. Messen Sie etwas großzügiger, wenn Sie einen zweiten Finger zur Stabilisierung mit einwickeln wollen.

❶ Messen Sie die Länge des Fingers, addieren Sie drei Zentimeter und schneiden das Pflaster auf einer Seite in der Mitte in der so errechneten Länge auf.

❷ Reißen Sie das Papier bis zu der Stelle, wo das Pflaster eingeschnitten ist, auf und klappen es auf jeder Seite ungefähr zwei Zentimeter zurück. Setzen Sie den Anker mit der durch den Schnitt entstandenen Gabelung unterhalb des Grundgelenks.

Den nicht aufgeschnittenen Teil jetzt ohne Dehnung zum Ellenbogen hin ausstreichen und andrücken.

❸ Nehmen Sie nun einen der beiden noch nicht befestigten Zügel und führen ihn mit etwas Zug spindelartig um den Finger herum.

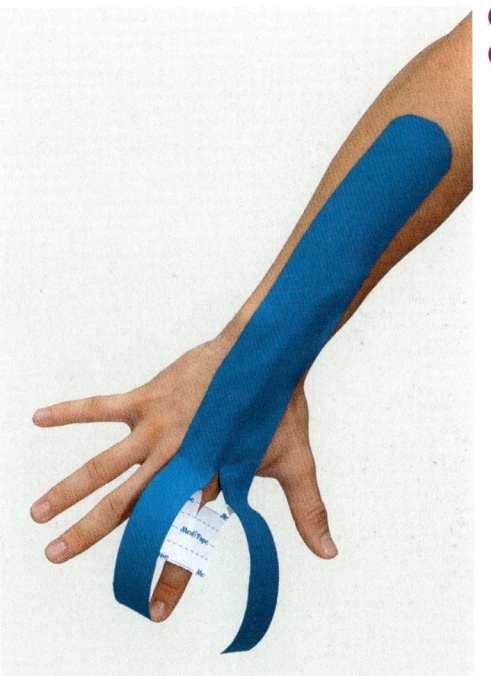

❶
❷

Das halbierte Ende ist noch durch das Papier geschützt, während der andere Teil des Tapes angesetzt wird.

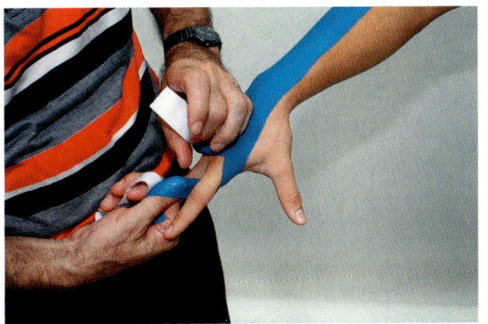

❸

Wickeln Sie das schmale Stück bis zum unteren Rand des Fingernagels.

❹ Verfahren Sie mit dem verbleibenden Zügel genauso, allerdings in entgegengesetzter Richtung. Achtung: Lassen Sie das Papier bis zum Schluss auf dem Ende der beiden Zügel, damit Sie diese befestigen können, ohne die Klebefläche zu berühren. Gelingt das nicht, hält das Tape nicht ausreichend.

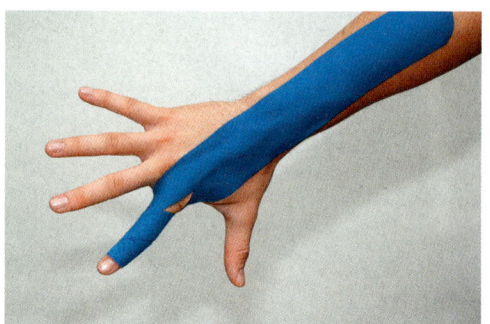

Das fertige Tape stabilisiert den Finger, ohne ihn an der Bewegung zu hindern.

Sattelgelenks-Tape

Selbst bei der Diagnose Sattelgelenksarthrose brauchen Sie nicht zu verzweifeln. Auch wenn die Röntgenbilder Recht haben sollten, wird der Schmerz doch meist von muskulären Problemen ausgelöst. Probieren Sie folgendes Tape aus.

So wird's gemacht

Eine große Vordehnung ist oft wegen heftiger Schmerzen im Bereich des Daumens nicht möglich. Versuchen Sie, die Hand einfach so weit zu strecken wie möglich. Der Daumen wird dabei von allein abgespreizt. Legen Sie einen Streifen zwischen Daumen und Zeigefinger. Beide Enden sollen bis knapp vor den Ellenbogen reichen.

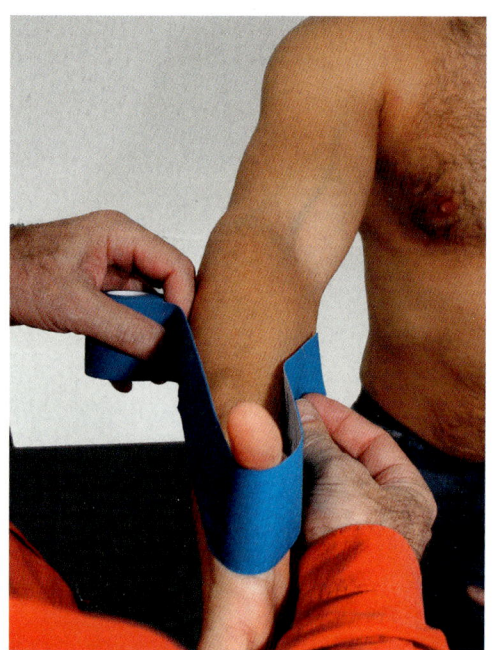

Schneiden Sie nach Gefühl einen Streifen, den Sie dann noch anpassen können, oder halten Sie in einer Hand die Rolle, um korrekt Maß zu nehmen.

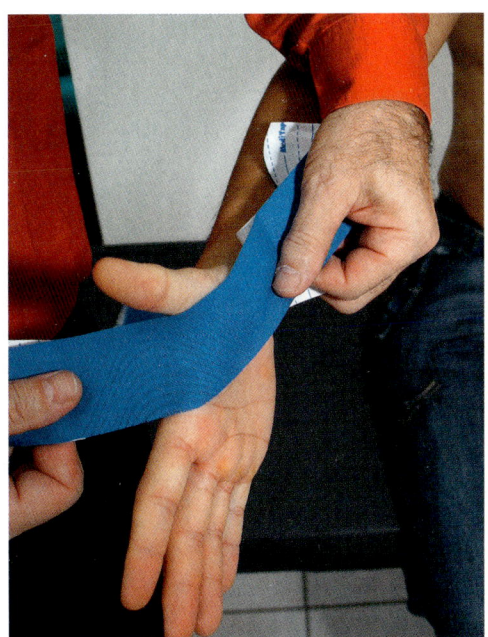

❶

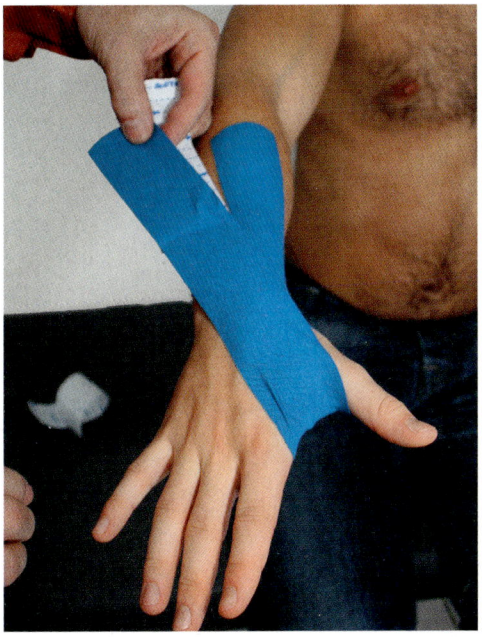

❷

Der Schmerz liegt vermutlich am Handballen, also am Fuß des Daumens. Dehnen Sie das Material und legen es vorsichtig auf.

Setzen Sie die beiden Enden auf dem Unterarm Kante an Kante an.

❶ Reißen Sie das Papier ein und setzen etwa die Mitte des Streifens mit Zug auf den Schmerzpunkt.

❷ Streichen Sie das Pflaster über das Daumengelenk auf die Unterarmoberseite und dann in Richtung Ellenbogen sanft aus. Das andere Ende führen Sie auf den Handrücken ebenfalls über das Daumengelenk und streichen es von dort in die gleiche Richtung, sodass die beiden Enden schließlich wie zwei einzelne Streifen nebeneinander liegen.

❸ Schneiden Sie nun noch einen Streifen, der einmal gut um Ihr Handgelenk passt. Dehnen Sie wiederum über der schmerzenden Stelle und streichen dann unterhalb der Handfläche aus.

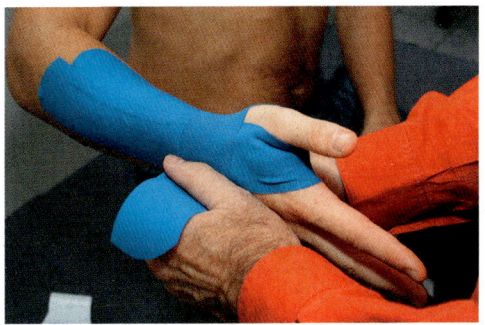

❸

Befestigen Sie das kurze Pflaster bitte nicht in der Handfläche. Es hält dort nicht lange.

Sehnenscheiden-Tape

Was für das Fingergelenks-Tape gilt, trifft hier erst recht zu: Übung macht den Meister! Geben Sie also nicht auf, wenn das erste Anlegen nicht gelingt. Bedenken Sie, dass es sich um eine kostengünstige Therapie mit hohem Nutzwert handelt. Es lohnt sich ganz sicher, nach dem ersten womöglich gescheiterten Versuch weiterzuüben.

So wird's gemacht

Messen Sie, wie beim Sattelgelenks-Tape beschrieben, einen Streifen, der in der Mitte zwischen Daumen und Zeigefinger liegen und mit beiden Enden fast den Ellenbogen erreichen soll. Knicken Sie ihn in der Mitte um und schneiden zwei kleine Dreiecke in die Kante.

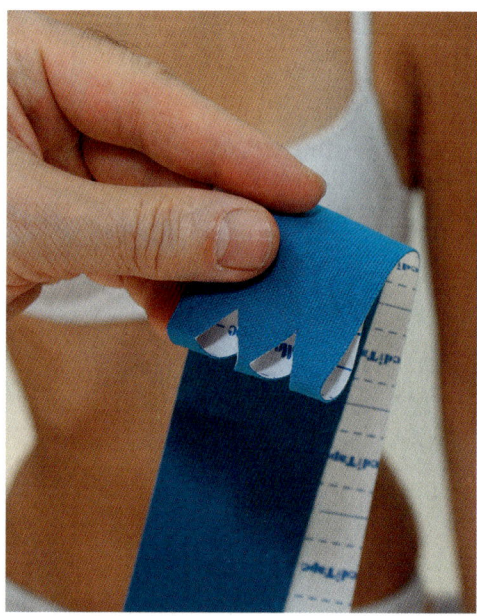

Lassen Sie einen schmalen Steg zwischen den beiden Dreiecken stehen, der später zwischen Ring- und Mittelfinger liegt.

❶ Spreizen Sie die Finger, reißen das Papier in der Mitte ein und stülpen es über Ring- und Mittelfinger.

❷ Knicken Sie die Hand zum Körper ab, sodass eine Spannung auf dem Handrücken entsteht. Den Streifen nun ungedehnt über Handrücken und Unterarm zum Ellenbogen ausstreichen und andrücken.

❸ Drehen Sie die Handfläche jetzt dem Behandler gestreckt entgegen. Auch das zweite Ende wird ohne Zug bis fast hinauf zum Ellenbogen befestigt.

❹ Schneiden Sie zwei weitere Streifen ab. Einer soll um die gestreckte Hand herum passen, der andere um das Handgelenk. Setzen Sie das kürzere von beiden mit vollem Zug über dem Karpaltunnel an. Den Rest streichen Sie ohne Zug über die andere Hälfte des Gelenks aus.

❺ Zum Schluss gehen Sie mit dem verbleibenden Pflaster bei voller Dehnung auf die Handfläche und streichen den Rest auf dem Handrücken aus.

❶

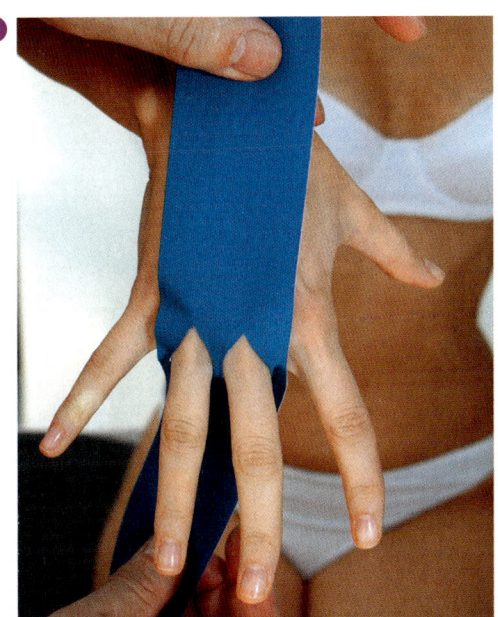

Streifen Sie das Tape leicht gedehnt über die Finger. Geben Sie acht, dass die Haut noch nicht die Klebefläche berührt.

❸

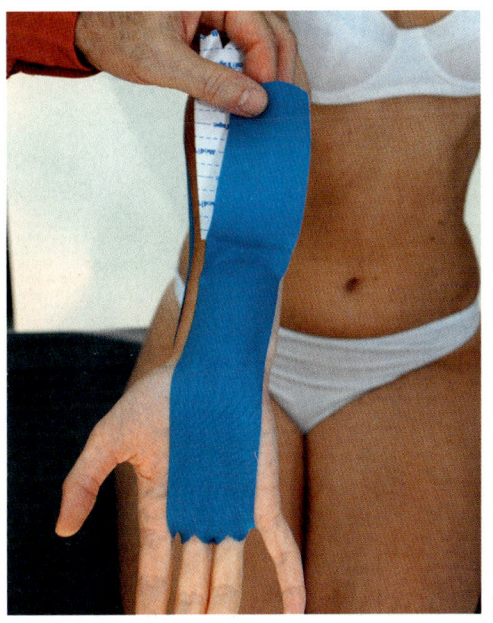

Beugen Sie das Handgelenk maximal und legen dann das Tape zum Ellenbogen hin ab.

❷

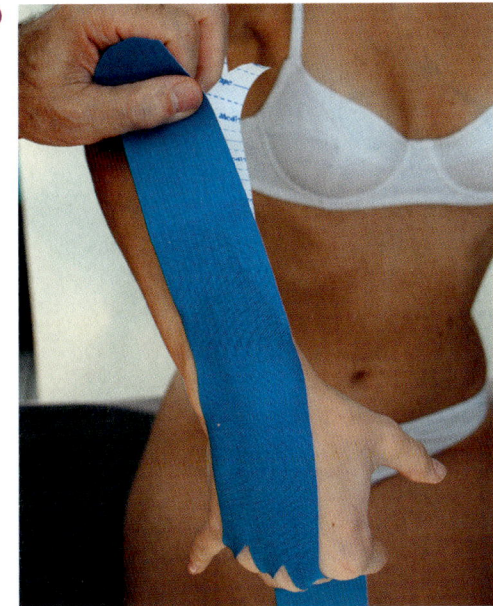

Strecken Sie den Arm leicht nach vor, während die eine Seite des Pflasters geklebt wird.

❹

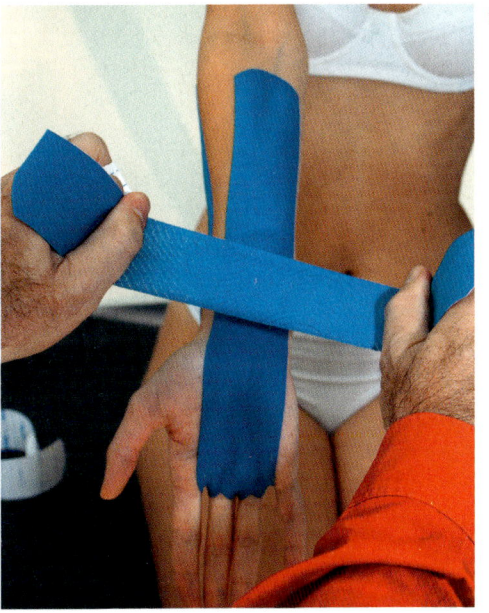

Die Manschette um das Handgelenk versorgt den Schmerzbereich, stabilisiert es …

❹

❺

... und sichert zusätzlich die beiden langen Enden.

Das fertige Sehnenscheiden-Tape zeichnet sich durch gute Haltbarkeit, Festigkeit und heilungsfördernde Wirkung aus.

Tennisellenbogen-Tape

Dieses Tape ist längst nicht nur Tennisspielern zu empfehlen, sondern allen, die in den entsprechenden Bereichen des Ellenbogens Beschwerden haben. Sind Sie Tennisspieler? Dann legen Sie es doch einmal zum nächsten Match an.

So wird's gemacht
Strecken Sie den Arm nach vorne und beugen Sie das Handgelenk so weit wie möglich.

Messen Sie zwei gleich lange Streifen, die vom Gelenk bis etwa zur Hälfte des Oberarmes reichen. Schmerzen Einwärts- und

Auswärtsdrehungen ebenfalls im Ellenbogen, benötigen Sie ein zusätzliches Pflaster von 15 Zentimetern Länge.

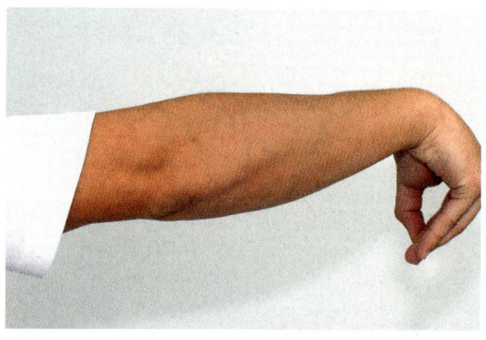

Zum Messen und Anlegen des Tapes ist der Ellenbogen gestreckt, die Finger zeigen zum Arm.

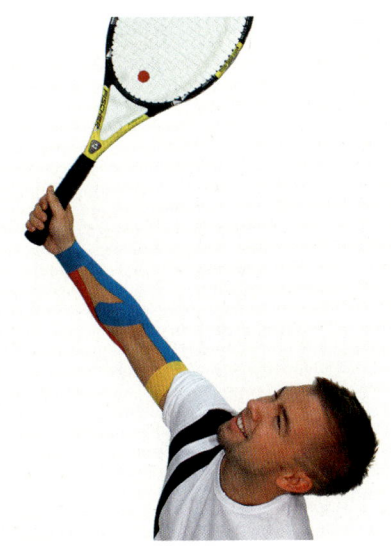

Die psychologische Wirkung des bunten Helfers auf Ihren Gegner ist nicht ohne.

❶ Setzen Sie den Anker des ersten langen Streifens auf den Handgelenkrücken. Liegt dort ein Schmerzpunkt, ist das die geeignete Stelle für den Anker. Generell ist zu beachten, dass Sie beide Streifen auf dem Rücken des Handgelenks nebeneinander anbringen. Dies sollte so geschehen, dass der Bereich weiträumig und ohne zu große Überlappung versorgt ist.

❷ Bringen Sie nun den zweiten Streifen direkt neben dem ersten unterhalb des kleinen Fingers an und streichen ihn ohne Zug zum Ellenbogen aus. Optisch ergibt sich, wie auf dem Bild gut zu sehen, ein einziges breites Tape.

❸ Das kurze Stück reißen Sie in der Mitte ein und bringen es unter Verwendung der Daumentechnik voll gedehnt auf die Schmerzstelle unterhalb der Armbeuge bzw. an der Unterkante des Ellenbogens.

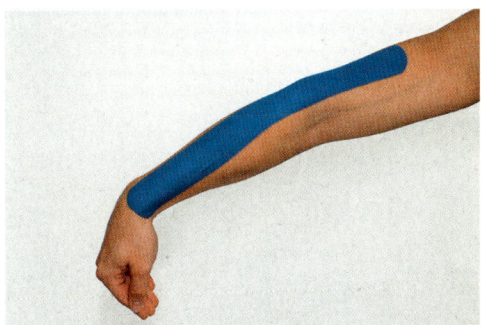

Vom Handgelenk unterhalb des Daumens führen Sie den ersten Streifen ziemlich gerade bis zum Ellenbogen. Zug ist nicht nötig, da die Muskulatur gedehnt ist.

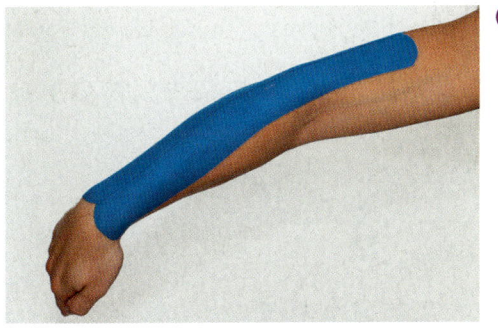

Die beiden Pflaster überlappen sich höchstens an der Seite ein wenig. Nachdem beide kleben, können Sie die Hand lockern.

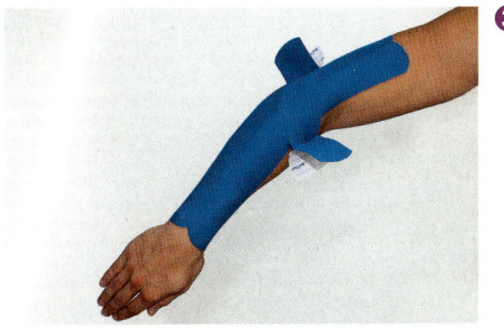

Das kurze Pflaster umschließt die beiden langen und verstärkt den Massagereiz an der sensiblen Stelle.

Golferellenbogen-Tape

Sitzt der Ellenbogenschmerz auf der Innenseite des Armes, begleitet von Ziehen im Handgelenk, hilft das Golferellenbogen-Tape. Es ist schnell angelegt.

So wird's gemacht
Messen Sie einen langen Streifen, der vom Handgelenk bis etwa zur Hälfte des Oberarmes reicht. Messen Sie einen zweiten Streifen ab, den Sie einmal um das Handgelenk und einen dritten, den Sie einmal komplett um den Oberarm schlagen.

❶ Strecken Sie den Arm durch, die Handfläche zeigt nach oben. Der Ellenbogen ist weder gebeugt noch überstreckt. Tasten Sie vorsichtig nach dem Schmerzpunkt. Er liegt vermutlich bei der Armbeuge auf der körpernahen Seite. Reißen Sie das Papier des längsten Streifens im letzten Drittel ein. Mit der Daumentechnik dehnen Sie ihn voll und legen ihn auf der schmerzenden Stelle ab.

❷ Nachdem das lange Stück klebt, legen Sie ein Karpaltunnel-Tape an. Dehnen Sie das kürzeste der drei vorbereiteten Pflaster über der Innenseite des Handgelenks voll, legen es auf und streichen die Enden auf die andere Seite des Gelenks aus.

❸ Zuletzt fixieren Sie den langen Streifen am Oberarm. Wählen Sie dazu, wie auf der Abbildung zu sehen, ein energetisch neutrales Tape, also ein gelbes oder hautfarbenes. Es wird ohne Zug einmal um den Oberarm geschlungen, das obere Ende des langen Streifens bedeckend.

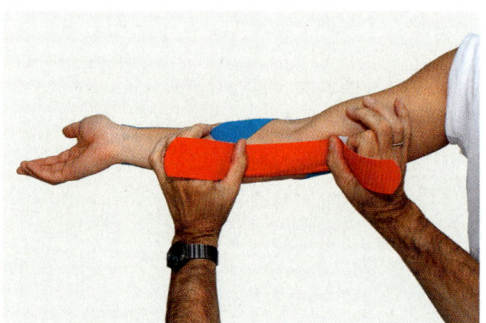

Dehnen Sie das Material nur über der problematischen Stelle, die abgerundeten Enden werden nur angedrückt.

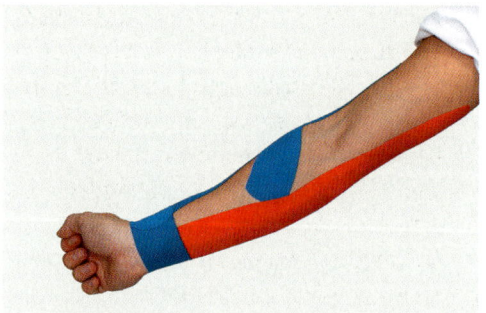

Das Tape über dem Karpaltunnel, hier in Blau, wird niemals mit Zug um das gesamte Gelenk gewickelt.

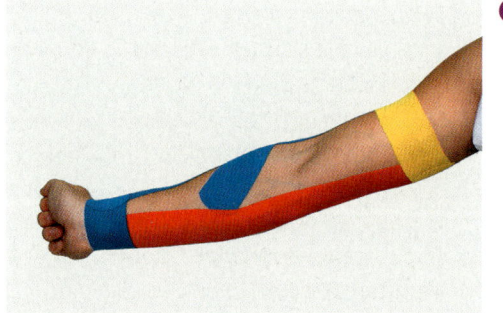

Das Golferellenbogen-Tape besteht nur aus einem langen Streifen und zwei Manschetten. Hier ist es mit einem weiteren blauen Tape kombiniert.

Beschwerden im Nacken und am Hals

Auch beim Sport brauchen Sie Köpfchen. Zum Ausklügeln von Strategie und Taktik und auch rein körperlich. Können Sie ihn nicht schmerzfrei bewegen, können Sie keine Sportart ausüben. Insofern überrascht es nicht, dass der Nackenbereich im Sport eine besondere Herausforderung darstellt.

Den Kopf einziehen

Nackenschmerzen, die bis in die Schultern oder in den Kopf strahlen, sind meist eine Folge von Verkrampfungen in der Halswirbelsäule. Neben Blockaden im Lendenbereich stehen Atlasblockaden an zweiter Stelle auf der Häufigkeitsskala. Und der Atlaswirbel ist nun einmal der, auf dem sich der Kopf dreht oder eben nicht. Einer der Gründe, warum es gerade im Nacken zu Verspannungen mit muskulären Schmerzen kommt, ist ein Reflex, der jetzt nachgewiesen wurde. Bei Gefahr, bei Erschrecken und auch bei erhöhter Konzentration ziehen wir den Kopf ein. Anders gesagt: Wir ziehen die Schultern hoch. Das Ergebnis ist eine Fehlhaltung. Sportler, die sich während eines Wettkampfs besonders konzentrieren, nehmen diese falsche Haltung möglicherweise auf Dauer ein.

Mindestens ebenso häufig ist der Fall, dass Ihnen im Alltag ständig die Angst »im Nacken« sitzt. Der Arbeitsplatz kann gefährdet sein, Streitereien oder Krankheiten in der Familie können zur Dauerbelastung werden. Vielleicht fehlt Ihnen auch nur Selbstbewusstsein, und Sie wollen sich immer klein machen. Es gibt eine Menge psychischer Gründe für eine Fehlhaltung, die Ihnen dann auch im Sport das Leben schwer macht.

Die Folgen der Fehlhaltung

Muskelverspannungen im Bereich der Wirbelsäule führen auf Dauer dazu, dass die Sauerstoffversorgung dieser Muskeln man-

---

TIPP

Machen Sie sich locker!

Leiden Sie unter permanentem Stress, fühlen sich unwohl und belastet? Dann ist es gut möglich, dass Sie ständig mit eingezogenem Kopf durch die Welt laufen, ohne es zu merken. Ein Test bringt schnell Klarheit: Ziehen Sie einmal ganz bewusst die Schultern zu den Ohren. Anschließend lassen Sie sie ebenfalls bewusst sinken. Vielleicht merken Sie jetzt schon, dass die Ausgangshaltung eine andere war. Stellen Sie sich jetzt noch vor, an Ihrer Schädeldecke wäre ein Faden angebracht wie bei einer Marionette, der Ihren Kopf ganz gerade nach oben zieht. Nehmen Sie diese aufrechte Haltung immer zwischendurch ein, wenn es gerade hoch hergeht, oder Sie sich unsicher fühlen.

gelhaft funktioniert. Der Sauerstoffmangel wiederum führt zu einer Stoffwechselstörung im Gewebe, die zur Folge hat, dass sich der betroffene Bereich schmerzhaft verhärtet. Hält dieser Zustand chronisch an, kann es sogar zum Abbau des Muskelgewebes kommen. Fatal: Wenn eine schlechte Haltung Ihnen verkrampfte Muskeln und die damit verbundenen Beschwerden beschert, nimmt Ihr Körper automatisch eine Schonhaltung ein, um die Schmerzen abzuschalten. Die ist jedoch nicht natürlich, sondern löst neue Muskelverspannungen und damit auch neue Schmerzen aus. Ein Teufelskreis, der nur unterbrochen werden kann, wenn Sie Ihre Muskeln entspannen und sich vor allem eine korrekte gesunde Haltung angewöhnen.

> ### GUT ZU WISSEN
>
> #### Die Wirbelsäule gehört in fachmännische Hände
>
> Knackt und knirscht es im Nacken-, Hals- und Schulterbereich? Haben Sie dort häufig Schmerzen und fühlen sich verspannt und verhärtet? Dann gehen Sie unbedingt zu einem Fachmann, der zunächst Ihre Haltung korrigiert. Ein Osteopath oder auch ein Chiropraktiker kommen ebenso infrage, wie ein Physiotherapeut.

Übungen gegen Verspannungen

Mit schnellen Lockerungs- und Dehnungsübungen helfen Sie Ihrem Nacken. Grundsätzlich lohnt es sich, eine Entspannungsmethode zu erlernen. Können Sie sich beispielsweise vorstellen, regelmäßig autogenes Training zu machen? Oder liegt Ihnen Yoga oder vielleicht Tai Chi mehr? Gönnen Sie sich auch ab und zu mal einen herrlich entspannenden Saunabesuch oder legen sich in die heiße Badewanne. Und schließlich achten Sie immer auf Ihre Haltung. Gehen Sie gerade und selbstbewusst durch Ihr Leben. Das freut Nacken und Wirbelsäule. Neben einfachem Schulterkreisen hier zwei schnelle Übungen, die Sie immer mal zwischendurch machen sollten:

1. Setzen Sie sich gerade auf einen Stuhl. Kontrollieren Sie, ob Ihre Haltung auch wirklich aufrecht ist. Die Füße stehen beide auf dem Boden, die Arme hängen locker herunter, die Schultern sind nicht angezogen. Senken Sie jetzt das Kinn zur Brust ab, warten einige Sekunden und richten den Kopf dann wieder auf. Wiederholen Sie das Ganze dreimal. Das Kinn sollte etwa 20 Sekunden zur Brust gezogen werden. Anschließend den Kopf mehrmals langsam in beide Richtungen kreisen lassen.

2. Die zweite Übung können Sie im Sitzen oder im Stehen machen. Achten Sie wiederum darauf, zunächst eine gerade Ausgangshaltung einzunehmen. Senken Sie langsam das rechte Ohr zur Schulter. Wenn Sie ein deutliches Ziehen an der linken Halsseite spüren, ist es genug. Um die Dehnung jetzt noch sanft zu verstärken, ziehen Sie die linke Hand an und schieben die Handfläche etwas in Richtung Boden. Kurz halten, dann lösen und das Ganze auf der anderen Seite wiederholen.

Tapes für Nacken und Hals

Im Grunde ist es wieder mal ganz einfach: Tapen Sie den Muskel, der am meisten schmerzt. Für Nackenprobleme kommen vor allem das Scaleni- (Anleitung s. S. 145), das Levator- (s. S. 146) und das HWS-Sport-Tape (s. S. 147) in Betracht. Meistens werden diese drei Tapes zusammen genutzt. Kleben Sie sie einfach nacheinander auf, das HWS-Sport-Tape zuletzt. Für seltenere Fälle ist das Trapezius-Tape (s. S. 149) interessant. Unbedingt kennenlernen sollten Sie auch das Aufrichtungs-Tape (s. S. 151).

GUT ZU WISSEN

Versorgen Sie beide Seiten

Bei Verspannungen und Schmerzen im Hals- und Nackenbereich versorgen Sie bitte immer beide Seiten! Ansonsten riskieren Sie, durch die einseitige energetische Beeinflussung wieder schief zu werden. Folgen Sie also einfach den Anleitungen zunächst auf der stärker schmerzenden Seite und anschließend auch auf der anderen.

Scaleni-Tape

Bei Nackenschmerz sind eigentlich immer die Skalenusmuskeln beteiligt. Sie sind im Einsatz, wenn die Halswirbelsäule gebeugt wird. Mit dem Scaleni-Tape versorgen Sie gleichzeitig den Trapezius und andere Muskelgruppen, die dort versammelt sind. Wie Sie sehen können, zieht es sich vom Ohr bis zur Schulter.

Halten Kopfschmerzen, Migräne oder Tinnitus Sie vom Sport ab, ist auch dieses Tape einen Versuch wert.

So wird's gemacht

Messen Sie zwei Streifen von unterhalb des Ohres bis zur Schulterecke. Der Kopf ist dabei zur anderen Seite gekippt. Ertasten Sie die Verspannung und die schmerzhaftesten Punkte.

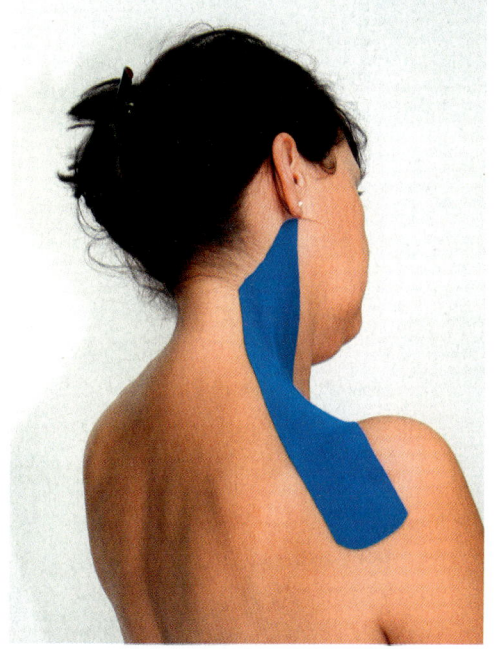

Ein einfaches Tape hält Ihre Verspannung in Schach.

❶ Legen Sie das eine Ende des Tapes am Ohrläppchen an und kontrollieren, ob die Stelle frei von Haaren ist. Häufig ist der Haaransatz hier sehr nah. Da Sie aber keinesfalls auf diesen kleben wollen, schneiden Sie das Tape entsprechend in Form.

❷ Der Kopf bleibt zur Seite gekippt. Legen Sie den Anker unterhalb des Ohrläppchens und streichen den Streifen ohne Zug auf den schmerzenden Muskeln zur Schulter aus.

❸ Anschließend den Kopf zur anderen Seite kippen, um die gegenüber liegende Seite zu versorgen.

Levator-Tape

Der Musculus levator scapulae ist der wichtigste Kopfdreher-Muskel und Heber des Schulterblattes. Kein Wunder, dass er an fast allen Bewegungen im Bereich des Kopfes und Nackens beteiligt ist. Ebenso wenig erstaunt es, dass das entsprechende Tape häufig mit gutem Erfolg genutzt wird.

> **GUT ZU WISSEN**
>
> ### Vielfältiger Einsatzbereich
>
> Die speziellen Schultertapes haben Sie schon kennengelernt. Nehmen Sie dieses bei Schulterschmerzen in Ihr Repertoire auf. Darüber hinaus hilft es bei Migräne, Kopfschmerzen, Tinnitus und Schwindelgefühlen.

So wird's gemacht

Messen Sie wiederum von der Stelle direkt unter dem Ohrläppchen bis zur Mitte des Schulterblattes und schneiden zwei Pflaster in dieser Länge ab.

❶ Stecken Sie lange Haare weg, sodass Sie ungestört arbeiten können. Bitte achten Sie immer sehr streng darauf, dass kein Haar überklebt wird. Das Tape löst sich dann schnell und wird beim An- und Ausziehen leicht abgerissen.

❷ Der Kopf hat eine normale aufrechte Position. Setzen Sie den Anker hinter das Ohr und drücken ihn fest an. Erst jetzt den Kopf zur anderen Seite drehen und neigen.

❸ Führen Sie den Streifen ohne Zug zum oberen Schulterblattwinkel. Bis zu diesem Punkt muss er unbedingt reichen. Ist er ein Stückchen länger, ist das kein Problem.

Und auch hier wieder an die andere Seite des Nackens denken!

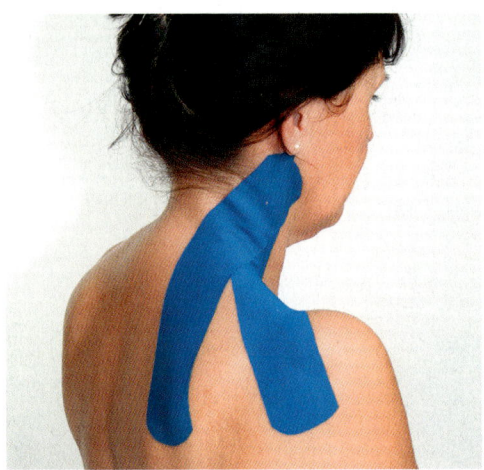

Das Levator-Tape ist hier links neben dem Scaleni-Tape zu sehen.

Sport-HWS-Tape

Hinter HWS verbirgt sich ganz einfach Halswirbelsäule. Das Tape ist obligatorisch bei Nackenverspannungen, Spannungskopfschmerz, Schwindel und Migräne. Und auch bei Tinnitus kommt es in der Praxis zum Einsatz.

So wird's gemacht

Legen Sie bitte erst das Scaleni- und Levator-Tape an, denn beide werden mit dem Querstreifen des Sport-HWS-Tapes fixiert.

❶ Der Kopf wird so weit wie möglich nach vorne gebeugt, die Haare werden wieder weggesteckt. Messen Sie vom Haaransatz ganz gerade herunter bis zu dem Punkt der Wirbelsäule, der bei Druck schmerzt. Oft genug reicht der Streifen bis zum Kreuzbein, um den Blasenmeridian anzusprechen. Schneiden Sie sich zwei Streifen in der gewünschten Länge ab.

❷ Im Grunde ist es gleichgültig, ob Sie von oben nach unten oder von unten nach oben kleben. Aber: Wenn Sie nicht

---

GUT ZU WISSEN

Der Blasenmeridian

Dieser Meridian verläuft teilweise parallel zur Wirbelsäule. In der Akupunktur wird er behandelt, wenn die Muskulatur entspannt und Erkrankungen des Bewegungsapparates therapiert werden sollen. Auf der psychischen Ebene korrespondiert er mit Angst und Unsicherheit. Sie erinnern sich: Wer ängstlich und verunsichert ist, zieht die Schultern hoch und verkrampft.

---

genau den Punkt auf dem Rücken erwischen, bis zu dem Sie gemessen haben, landet das andere Ende womöglich in den Haaren oder reicht nicht ganz bis zum Haaransatz. Daher ist es einfacher, scharf am Haaransatz anzusetzen und den Rest dann ungedehnt nach unten auszustreichen.

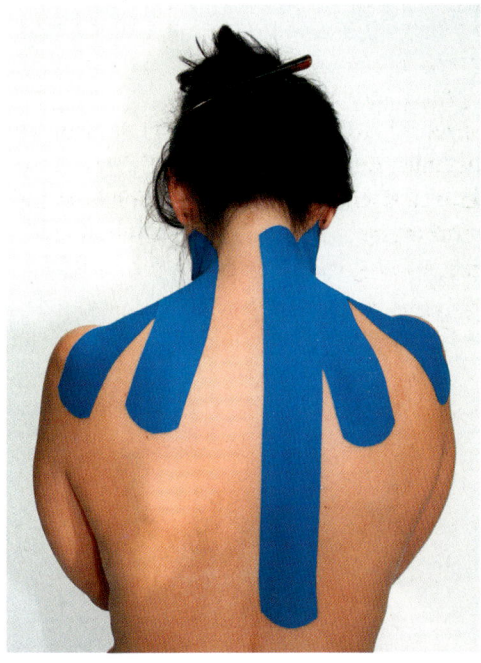

Zu den beiden bereits aufgebrachten Nackentapes wurde hier ein HWS-Streifen rechts von der Wirbelsäule platziert.

❸ Setzen Sie den zweiten Streifen auf gleicher Höhe direkt neben dem ersten an und ziehen ihn auf der anderen Seite der Wirbelsäule abwärts.

❹ Achtung: Wenn Bewegungseinschränkungen aufgrund starker Rückenschmerzen vorliegen, dürfen Sie die beiden langen Pflaster des HWS-Tapes ein wenig gedehnt auftragen. Sie haben dadurch zwar den Nachteil, dass die Massagewirkung leicht gedämpft wird, erhöhen aber die Schmerzhemmung. Die hat in diesem Fall Vorrang, denn mit Rückenschmerzen bewegt sich niemand gern. Und schließlich wollen Sie doch fit für Ihren Sport sein.

❺ Zum Schluss messen Sie die Länge der Quertapes ab. Sie entspricht dem halben Halsumfang. Schneiden Sie wiederum zwei Streifen ab. Zunächst wird der Kopf wieder gebeugt. Reißen Sie das Papier in der Mitte auf und klappen es auseinander, sodass Sie etwa eine Breite von sieben Zentimetern offener Klebefläche haben. Legen Sie diese von hinten auf den Hals und zwar dicht unter dem Haaransatz, damit die Enden der langen Streifen davon gehalten werden.

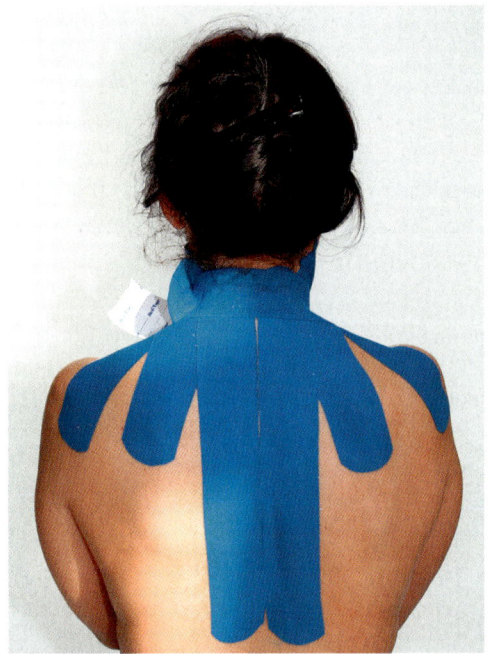

Ist der Kopf zunächst gebeugt und richtet sich erst für die Befestigung der Seitenpartien auf, hält das Tape die enorme Bewegung am Kopf gut aus.

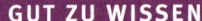

GUT ZU WISSEN

Dehnen nur bei Männern

Die Querstreifen des HWS-Tapes dürfen bei Männern leicht gedehnt aufgebracht werden. Bei Frauen bitte vollkommen ohne Zug andrücken!

❻ Den Kopf aufrichten und die beiden kurzen Enden beidseitig am Hals andrücken.

Wiederholen Sie den Vorgang mit dem zweiten Quertape, das Sie genau unterhalb des ersten kleben.

Trapezius-Tape

Der Trapezius ist einer der wichtigsten Rückenmuskeln. Seine deutsche Bezeichnung Kapuzenmuskel ist sehr treffend, weil er tatsächlich die Lage und Form einer herabhängenden Kapuze hat, die nach unten spitz zuläuft.

Er stabilisiert die Wirbelsäule, unterstützt tiefere Rückenmuskeln und ist an Bewegungen des Kopfes und der Schulterblätter beteiligt. Der aufsteigende Teil des Muskels neigt zur Abschwächung, der absteigende zur Verkürzung. Das führt zu hartnäcki-gen Nackenschmerzen. Gerade Schwimmer können ein Lied davon singen. Für sie, aber auch für andere Sportler, bietet sich das Trapezius-Tape an. Auf die verschiedenen Bedürfnisse der Muskelteile können Sie mit unterschiedlichen Farben gezielt reagieren. Der obere Streifen wäre dann blau, der untere rot. Wie auf dem Bild zu sehen, können Sie aber auch komplett gelb wählen.

Die energetische Wirkung ist dann nicht ganz so stark.

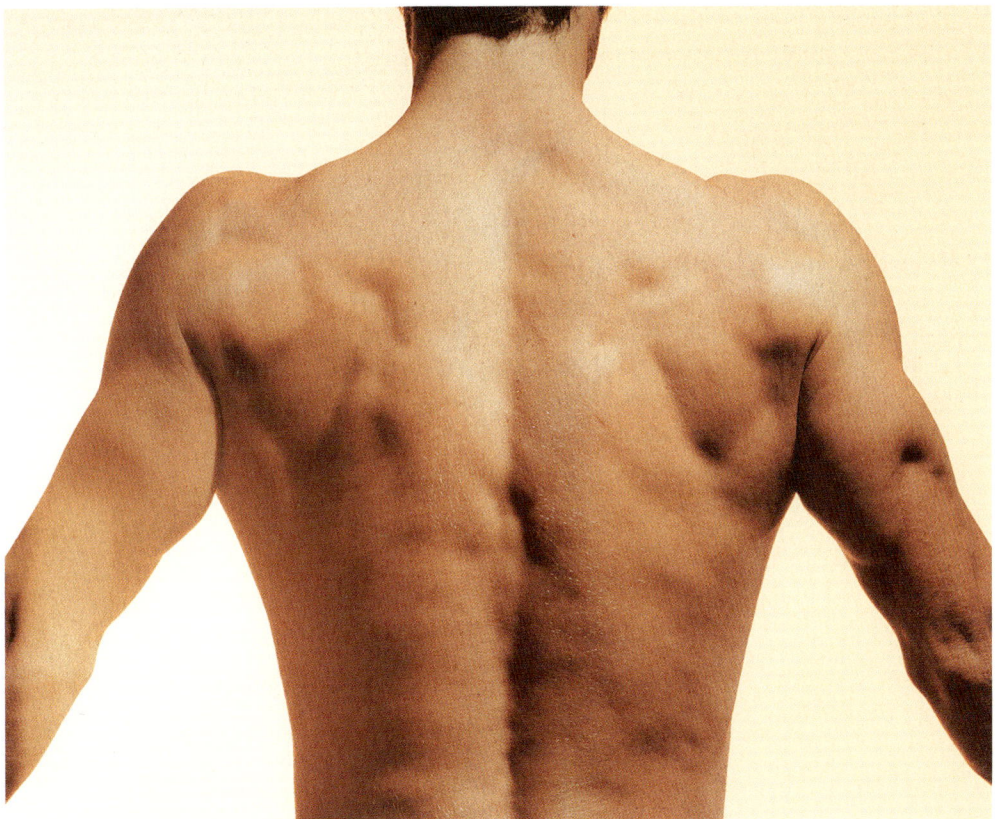

Bei kräftigen Menschen ist der Kapuzenmuskel durch die Haut zu erkennen.

So wird's gemacht

Oft wird der Kapuzenmuskel schon durch das Scaleni- oder das Levator-Tape bestens versorgt. Für intensives Schwimmtraining sollten Sie es jedoch ruhig mal mit dem Trapezius-Tape versuchen. Neigen Sie den Kopf zur Seite und messen vom Haaransatz bis über die Schulterecke. Für ein Tape benötigen Sie drei solcher Streifen. Schneiden Sie besser sechs ab und versorgen beide Seiten, um keine Schieflage zu provozieren.

❶ Setzen Sie den ersten Streifen unterhalb des Haaransatzes an und drücken ihn fest. Der Kopf bleibt zur Gegenseite geneigt. Streichen Sie das Pflaster zur Schulterecke ohne Zug aus.

❷ Kleben Sie den zweiten Teil von der Schulterecke beginnend am äußeren unteren Rand des Muskels entlang zur Wirbelsäule. Auch hier verzichten Sie bitte auf die Dehnung des Materials.

❸ Zum Schluss kleben Sie einen Streifen, der wieder an der Schulterecke ansetzt, dort, wo sich bereits die anderen beiden Stücke treffen. Ziehen Sie ihn ohne Dehnung horizontal zur Wirbelsäule.

❹ Wiederholen Sie am besten den gesamten Vorgang auf der anderen Seite, sodass am Ende der gesamte Kapuzenmuskel eingerahmt ist.

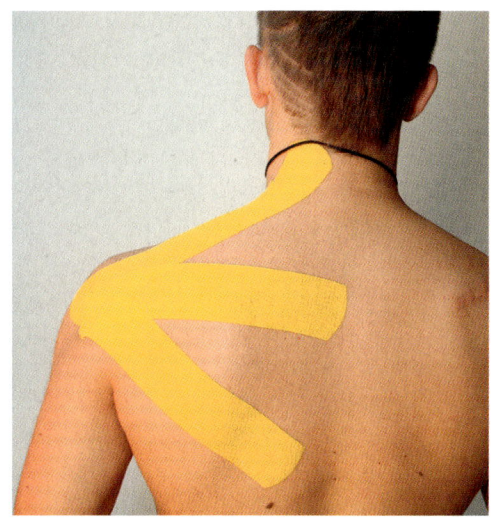

❶

Drei Streifen versorgen den Kapuzenmuskel ideal.

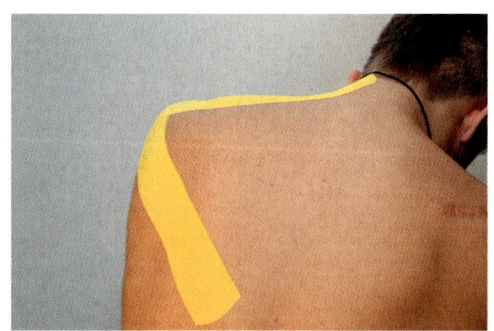

❷

Mit den ersten beiden Pflastern zeichnen Sie die Form des Trapezius nach.

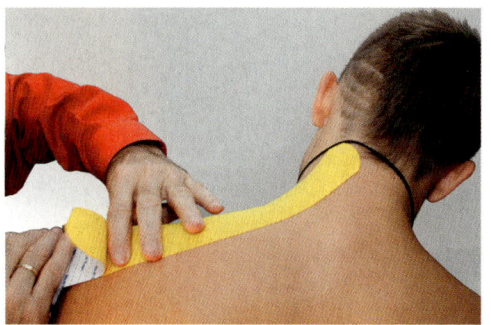

❸

Mit dem ersten Streifen folgen Sie gewissermaßen der Oberkante des Muskels.

Aufrichtungs-Tape

Eigentlich gehört dieses Tape in Bücher, die sich mit Psychologie beschäftigen. Es eignet sich nämlich hervorragend für Menschen, die in sich gekehrt sind, sich hängen lassen, lustlos durch die Gegend schleichen. Warum es als Sport-Tape empfehlenswert ist? Zum einen haben leider auch viele Sportler aus den unterschiedlichsten Gründen eine schlechte Haltung. Zum anderen öffnet das Tape das Bewusstsein und den Blick nach vorne.

Eine gute Sache für jeden, der erstmals den Marathon angehen, weite Strecken radeln oder wandern will. Und obendrein signalisiert die aufrechte Haltung dem Gegner in Mannschafts- oder Schlägersportarten auch noch: »Ich bin stark, ich fege dich vom Platz!« Worauf warten Sie noch? Machen Sie den Test!

So wird's gemacht

Richten Sie sich ganz gerade, vielleicht schon ein bisschen übertrieben gerade, auf. Messen Sie am oberen Rand der Brust, einige Zentimeter von der Brustwarze entfernt, über die Schulter bis deutlich unter die Schulterblätter. Zwei Streifen dieser Länge abschneiden und wie immer an den Enden abrunden.

❶ Setzen Sie den Anker am oberen Rand der Brust und drücken etwa vier Zentimeter ohne Zug fest an. Wichtig ist,

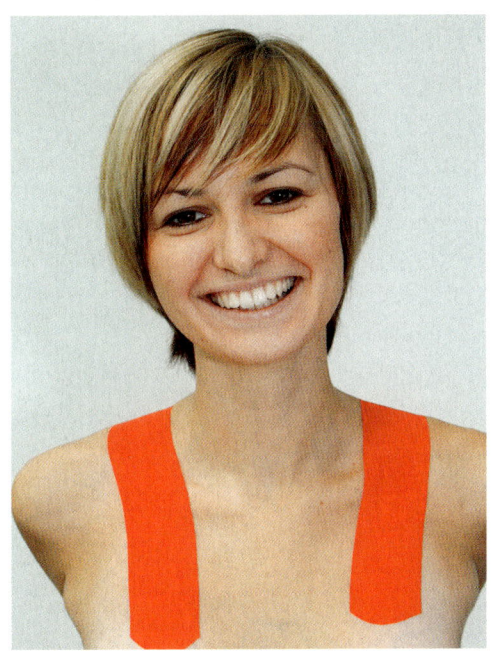

Das Aufrichtungs-Tape vermittelt das gute Gefühl, ohne eigene Mühe gerade gehalten zu werden.

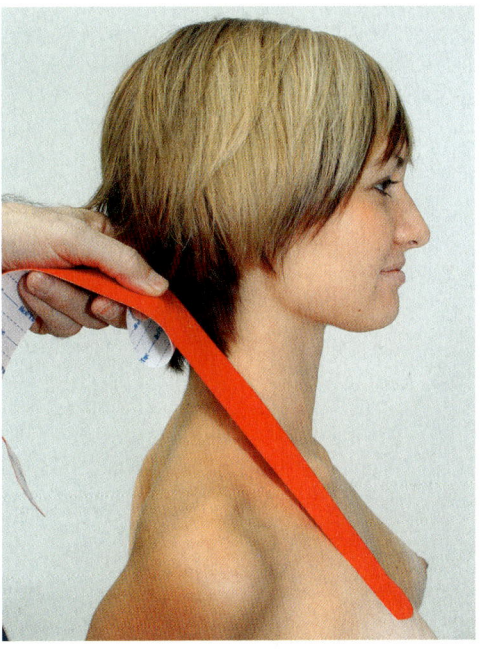

❶

Kleben Sie den Ansatz über der Brust und testen mit vorsichtigem Zug, ob es wirklich fest sitzt.

dass der Streifen jetzt schon guten Halt hat, da Sie von nun an ständig daran ziehen.

❷ Während Sie jetzt über die Schulter kleben, wenden Sie die sogenannte Faszientechnik an. Sie heißt so, weil die Faszien, also quasi die Umhüllung der Muskeln, dadurch im Unterhautbereich gegeneinander verschoben werden. Sie erhalten mit dieser Technik einen größeren Bereich, der vom Tape erfasst wird. Unter permanentem Zug bewegen Sie den Streifen z-förmig, also im Zickzack hin und her. Dabei legen Sie ihn auf der Haut ab.

GUT ZU WISSEN

Kein Zickzack-Muster, bitte!

Auf den Bildern können Sie sehen, dass die Streifen gerade auf der Haut liegen. Die z-förmigen Bewegungen finden mit dem Klebestreifen auf der Hautoberfläche statt. Optisch unterscheidet sich das Tape nicht von anderen, doch die Wirkung ist dennoch eine umfassendere. Wenden Sie gut über 50 Prozent Dehnung an. Wenn die Haut es erlaubt, dürfen Sie auch gern vollen Zug ausüben.

❸ Sobald Sie über die Schulter hinweg sind, beenden Sie die Dehnung vollständig und streichen lediglich nach unten leicht diagonal in Richtung Wirbelsäule aus.

Jetzt ist die andere Seite an der Reihe.

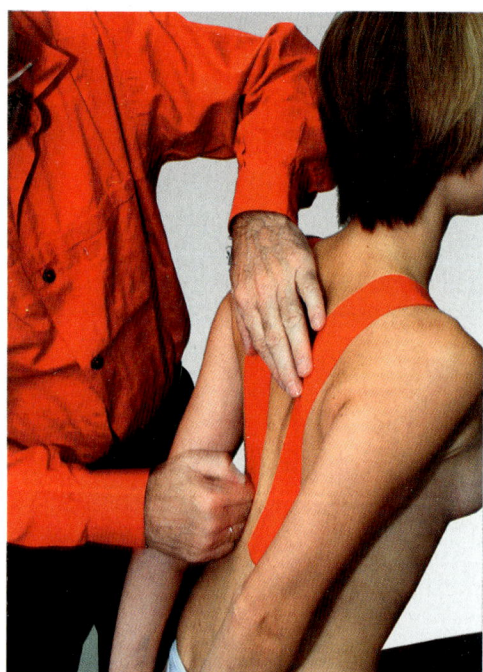

❸

Wie hier gut zu sehen, werden selbstverständlich beide Schultern behandelt.

Weitere Sport-Tapes

Im Kapitel über Vorbeugung im Sport werden Ihnen verschiedene Tapes empfohlen. Drei davon wurden Ihnen noch nicht näher vorgestellt, was auf den folgenden Seiten nachgeholt wird. Außerdem werden Sie kurz mit weiteren Tapes, die jeder Sportler kennen sollte, und sogenannten Lymphtapes vertraut gemacht, die in akuten Fällen sehr helfen können.

LWS-Stern-Sport-Tape

Da fast alle Menschen, die Schmerzen haben, ein statisches Problem haben und das ISG immer irgendwie beteiligt ist, ist das LWS-Sport-Tape fast immer die richtige Wahl. Genauso effektiv wird es von Sportlern genutzt, die völlig beschwerdefrei sind und bleiben wollen. Tragen Sie es einen Tag vor größeren sportlichen Aktivitäten, etwa vor einem Ruderwettkampf, einer langen Radtour oder einem Langstreckenlauf auf, um erst gar keine Rückenschmerzen zu bekommen.

Gegen Blockaden

Es wurde schon mehrfach erwähnt, dass eine Blockade in einem Wirbel zu heftigen Schmerzen selbst in entfernten Körperteilen und zu Bewegungseinschränkungen führen kann. Besonders häufig betroffen ist das Iliosakralgelenk. Es ist das schwächste Glied in der statischen Kette und verschiebt sich bei jeder Wirbelblockade mit. Darum ist es für jeden sinnvoll, dieses Gelenk mit Medi-Taping zu versorgen. Bitte vergessen Sie nicht, die Statik hin und wieder zu überprüfen und zu korrigieren.

So wird's gemacht

Machen Sie einen runden Rücken, indem Sie sich vorbeugen und die Hände auf die Oberschenkel stützen. Messen Sie in dieser Haltung vom Haaransatz im Nacken bis hinunter zum Kreuzbein. Schneiden Sie in dieser Länge zwei Streifen ab. Anschließend messen Sie horizontal über das gesamte Becken und schneiden drei Streifen ab. Seien Sie immer großzügig! Es sind viele Akupunkturpunkte einzubeziehen. Daher gilt: Lieber mit etwas längeren Streifen arbeiten als mit zu kurzen.

❶ Tasten Sie zunächst nach den Schmerzpunkten. Die Erfahrung zeigt, dass 90 Prozent davon im oberen ISG angesiedelt sind. Diese Stelle merken Sie sich bitte als Höhe für das erste Quertape.

❷ Beginnen Sie mit den beiden langen Streifen. Setzen Sie den ersten direkt über der Pofalte rechts von der Wirbelsäule an. Das Medi-Pflaster wird einfach nur gerade an der Wirbelsäule entlang hoch gestrichen bis zum Haaransatz.

❶
❷

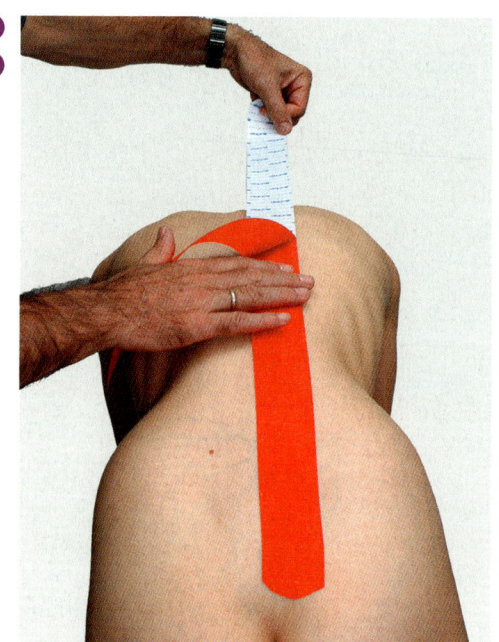
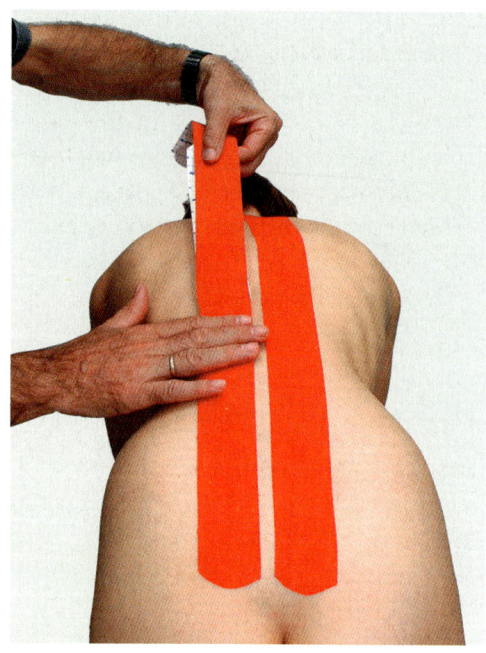

Durch den runden Rücken ist die Muskulatur ausreichend vorgedehnt, sodass das Material ohne Zug aufgebracht werden kann.	Sollte sich der Betroffene nicht rund machen können, üben Sie leichten Zug auf die beiden langen Pflaster aus.

Setzen Sie die gleiche Länge links daneben, sodass nur ein dünner Hautstreifen über der Wirbelsäule frei bleibt.

❸ Legen Sie jetzt einen Querstreifen genau horizontal über die Schmerzpunkte, die Sie zuvor ertastet haben. Reißen Sie das Papier in der Mitte ein und nutzen die Daumentechnik, um über der Beschwerdestelle 100 Prozent Dehnung zu erzielen. Achtung: Die Mitte des Quertapes liegt nicht auf dem Schmerz, sondern mittig auf den beiden langen Pflastern. Das bedeutet, es muss so lang sein, dass auch ein weit an der Seite liegender Schmerzpunkt voll gedehnt überklebt wird, ohne dass der Stern am Ende schief aussieht.

GUT ZU WISSEN

Schiefer Stern, schiefe Haltung

Würden Sie immer die Mitte des kurzen Klebestreifens auf die Schmerzstelle bringen, ergäbe sich unter Umständen ein schiefer Stern. Das hätte zur Folge, dass der Behandelte nicht in eine gerade Position kommen könnte, da stets ein energetisches Ungleichgewicht herrschen würde. Dehnen Sie das Pflaster in der Mitte vollständig und vergewissern Sie sich, dass es den Schmerz mit dem gedehnten Part erreicht. Achten Sie dabei darauf, trotzdem immer einige Zentimeter an den Enden ungedehnt zu lassen, damit die Haltbarkeit nicht leidet.

❹ Bringen Sie das verbleibende Material in gleicher Weise auf, nur jeweils diagonal. Also: Dehnung über den Schmerzpunkten, Verlauf einmal von links oben nach rechts unten und einmal von rechts oben nach links unten, sodass sich ein gleichmäßiger Stern ergibt.

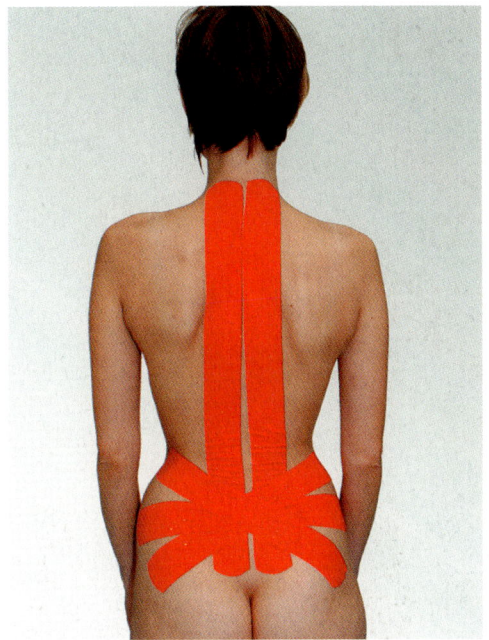

❹

Das fertige LWS-Stern-Sport-Tape versorgt großzügig das Iliosakralgelenk und gibt dem Träger das Gefühl von Stabilität.

Diaphragma-Tape

Das Diaphragma, besser bekannt als Zwerchfell, trennt Bauch- und Brusthöhle voneinander. Noch viel wichtiger: Es ist der wichtigste Atemmuskel, den der Mensch besitzt. Klar, dass Sportler, vom Tapen dieses Muskels sofort profitieren. Machen Sie den Test: Absolvieren Sie eine Einheit Ihres Lieblings-Ausdauersports. Laufen Sie einige Kilometer, treten Sie kräftig in die Pedale oder schwimmen Sie einige Bahnen. Wann wird die Luft knapp, sodass Sie bewusst tief atmen müssen? Und nun tragen Sie das Diaphragma-Tape auf und wiederholen die Übung. Sie werden feststellen, dass Sie von vornherein besser mit Atemluft versorgt sind, das Gefühl, besonders

tief nach Sauerstoff schnappen zu müssen, erheblich später oder gar nicht eintritt. Das liegt daran, dass das Zwerchfell von Anfang an entspannt ist. Das Tape unterstützt es bei seiner Arbeit. Viele Läufer haben damit schon eine erhebliche Verbesserung Ihrer Laufzeiten erreicht.

So wird's gemacht

Stellen Sie sich hin und strecken die Arme in die Höhe. Das Tape wird etwa am Ansatz der Rippenbögen über den gesamten Brustkorb gemessen. Schneiden Sie lieber etwas mehr als zu wenig ab.

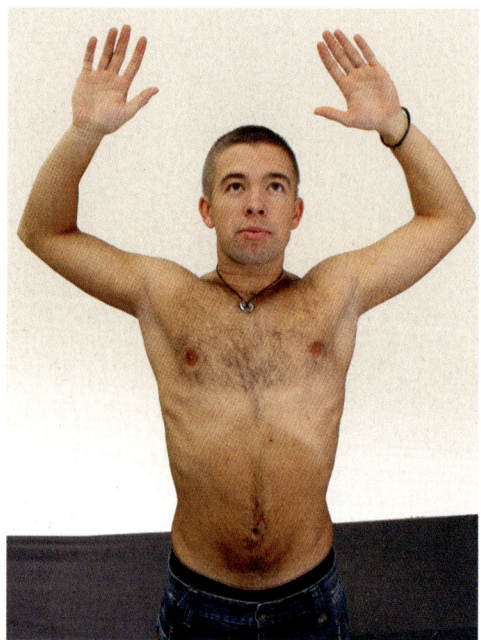

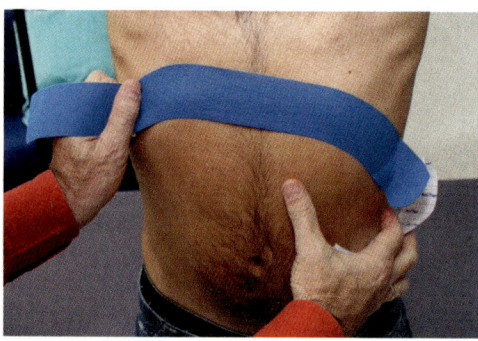

Beim Anlegen des Tapes wird schnell und dennoch behutsam gearbeitet, da der Behandelte währenddessen die Luft anhält.

Werden die Arme über den Kopf gestreckt, sind die Rippenbögen gut sichtbar. Das Tape kann leicht platziert werden.

❷ Den Klebestreifen bei vollem Zug zwischen den beiden Rippenbögen aufbringen und dann an den Bögen entlang zu beiden Seiten ohne Zug ausstreichen.

❶ Das Pflaster vorbereiten, indem das Papier in der Mitte eingerissen wird. Mit Daumentechnik wird es maximal gedehnt. Der zu Behandelnde atmet tief ein und hält kurz die Luft an.

> **GUT ZU WISSEN**
>
> ### Auch bei Atemwegserkrankungen
>
> Trotz Husten oder leichter Bronchitis ist ein sanftes Training manchmal erlaubt. Auch in solchen Fällen verwenden Sie das Diaphragma-Tape. Das gilt natürlich auch für Asthmatiker und Menschen mit anderen Atemwegserkrankungen, die trotzdem Sport treiben möchten.

Nasen-Sportler-Tape

Schon vor Jahren waren Sportler mit komischen bunten Pflastern auf der Nase zu sehen. Was nicht neu ist, ist deshalb aber noch lange nicht schlecht. Im Gegenteil. Die Streifen über der Nase haben sich bewährt, gerade wenn die Mundatmung eingeschränkt oder gar nicht möglich ist. Wassersportler sind darum regelmäßige Nutzer. Probieren Sie es aber auch mal aus, wenn Sie bei Kälte draußen trainieren und die Bronchien schonen wollen.

So wird's gemacht

Schneiden Sie sich einen etwa sieben Zentimeter langen Streifen ab, den Sie der Länge nach teilen und dann wie gewöhnlich abrunden.

❶ Dehnen Sie über dem Nasenrücken voll.

❷ Streichen Sie die beiden Enden zur Seite glatt. Sie sollen über die Nasenfalte laufen, da dort der sogenannte Zustimmungspunkt der Lunge liegt, der positiv beeinflusst werden soll.

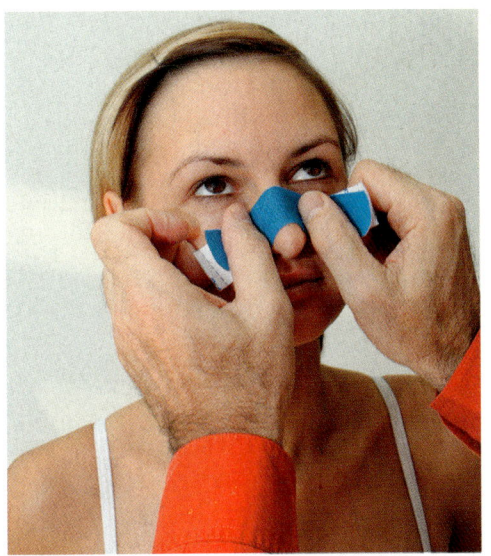

❶

Voller Zug auf dem Nasenrücken zieht gefühlsmäßig die Seiten hoch. Es kann mehr Luft eindringen.

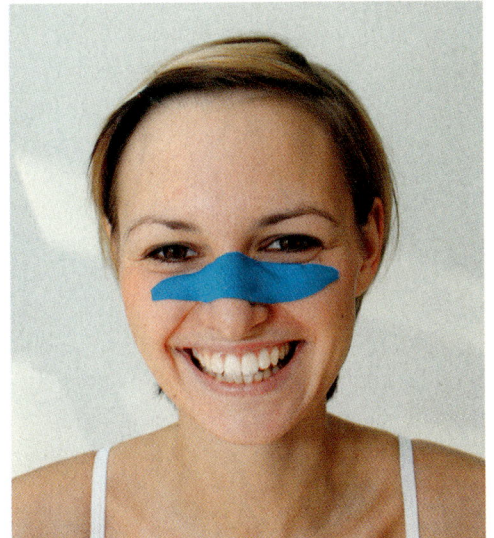

❷

Das Nasen-Tape wird naturgemäß immer nur kurzfristig getragen. Lassen Sie es ruhig mal zwei oder drei Tage kleben, wenn Sie erkältet sind.

Latissimus-Tape

Der Musculus latissimus dorsi heißt umgangssprachlich schlicht großer Rückenmuskel und ist tatsächlich flächenmäßig der größte Muskel des menschlichen Körpers.

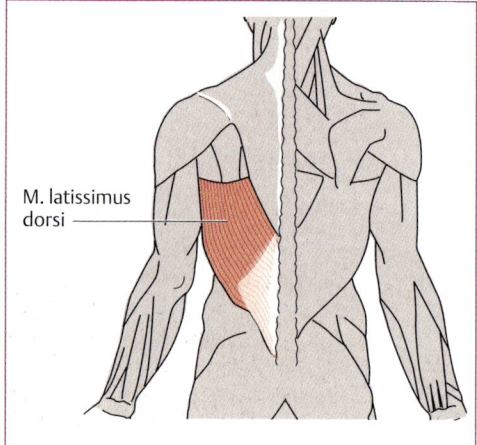

M. latissimus dorsi

Wenn Sie die Lage des Muskels betrachten, verstehen Sie schnell, warum er an so ziemlich jeder Bewegung des Oberkörpers beteiligt ist.

Vor allem in Wurf- und Schlagsportarten wird er ordentlich gefordert. Handballspieler und Speerwerfer werden das Latissimus-Tape schätzen, weil es den Muskel stärkt und pflegt. Und auch Turner sollten es ausprobieren. Bei fixiertem Arm, etwa bei Klimmzügen an der Reckstange, zieht der Rückenmuskel den Körper hoch. Auch beim Barrenturnen, wenn das gesamte Körpergewicht gestützt werden muss, macht er die Hauptarbeit.

So wird's gemacht

Stellen Sie sich mit hüftbreit geöffneten Beinen aufrecht hin. Ein Fuß ist vor dem anderen leicht versetzt. Strecken Sie den Arm hoch, auf dessen Seite Sie tapen möchten. Gemessen wird von der Mitte des Oberarmes bis zum Beckenkamm.

Von dieser Länge benötigen Sie zwei Streifen.

❶ Setzen Sie den Anker an der Außenseite des Oberarmes. Streichen Sie das Tape dann im Verlauf des Muskels aus. Das heißt, Sie ziehen über die Schulter diagonal auf die Wirbelsäule zu und dann senkrecht nach unten zum Kreuzbein.

❷ Den zweiten Streifen setzen Sie auf der zu Ihnen zeigenden Seite direkt neben dem ersten an. Legen Sie ihn auf ganzer Länge unmittelbar an die Kante des bereits gesetzten Pflasters.

❶

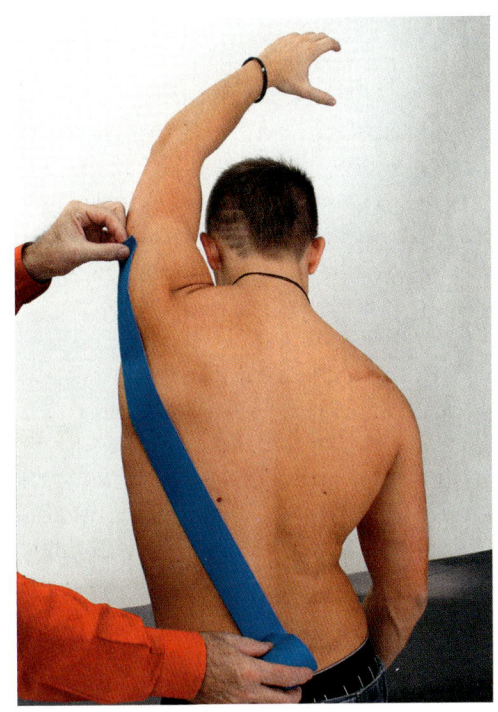 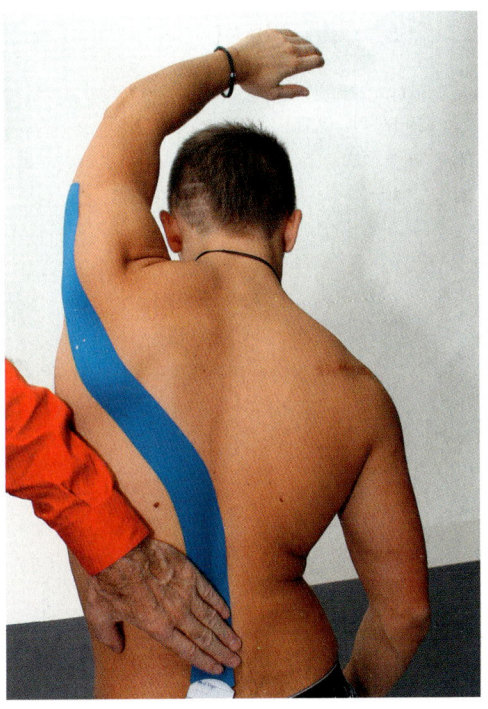

Messen Sie großzügig vom gedehnten Oberarm bis zum Hosenbund.

Der Arm ist während des Klebens die ganze Zeit gestreckt, der Muskel dadurch vorgedehnt.

❷

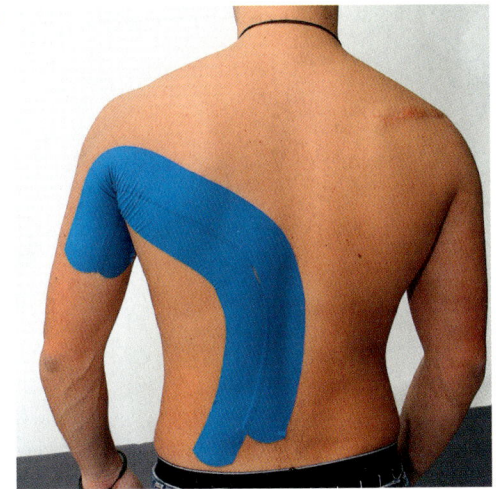

Ganz besonders an der Achsel sehen Sie, wie sich das Tape nach Lockern des Armes wellt. Optimale Voraussetzung für eine Muskelmassage.

Thorax-Tape

Der Brustkorb, wie der Thorax heißt, besteht nicht nur aus Knochen, so zum Beispiel den Rippen, sondern auch aus Muskelmasse. Schmerzen im Bereich des Thorax sind bei Sportlern häufig anzutreffen. Manchmal kommen Prellungen und ab und zu leider gar Rippenbrüche vor. Mit dem Thorax-Tape erreichen Sie schnell Schmerzfreiheit und natürlich auch eine Stabilisierung und zwar sowohl bei einer Prellung als auch bei einem Bruch.

GUT ZU WISSEN

Schlafen Sie gut!

So überraschend es auch klingt: Versuchen Sie, nachts auf der schmerzhaften Seite zu schlafen. Sie kommt zur Ruhe, wenn Sie darauf liegen, die gesunde Seite kann schmerzfrei und ruhig atmen. Sie werden feststellen, dass dies durch Medi-Taping problemlos möglich ist.

So wird's gemacht

Versuchen Sie, sofern die Beschwerden es zulassen, den Schmerzbereich vorzudehnen. Dazu gerade hinstellen und den Arm nach oben strecken. Schneiden Sie sich mindestens drei Streifen zu je 30 Zentimeter Länge ab.

❶ Bringen Sie den ersten Streifen am oberen Rand der verletzten Region auf. Er ist mithilfe der Daumentechnik voll gedehnt, die gedehnte Fläche kommt über dem schmerzenden Punkt zum Liegen. Streichen Sie beide Enden ohne Zug zum Brustkorb und zur Schulter aus.

❷ Platzieren Sie den zweiten Streifen direkt unter dem ersten, sodass die verletzte Partie großflächig versorgt ist.

❸ Jetzt kleben Sie mindestens ein weiteres Pflaster mit der gleichen Technik von oben nach unten auf. Wieder wird über dem Schmerz gedehnt und zu den Seiten ausgestrichen.

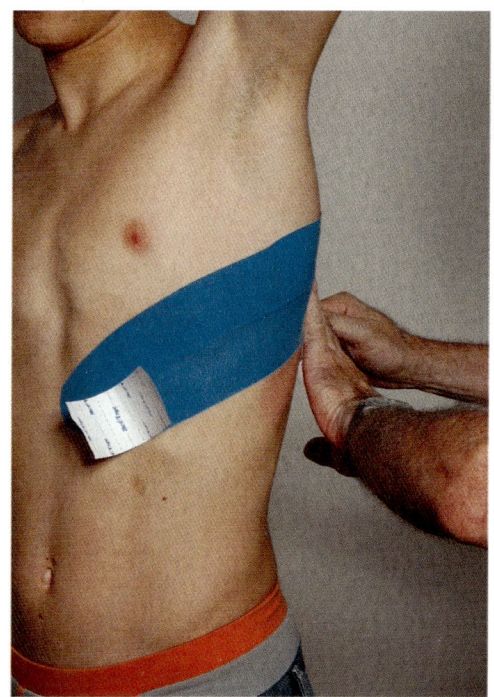

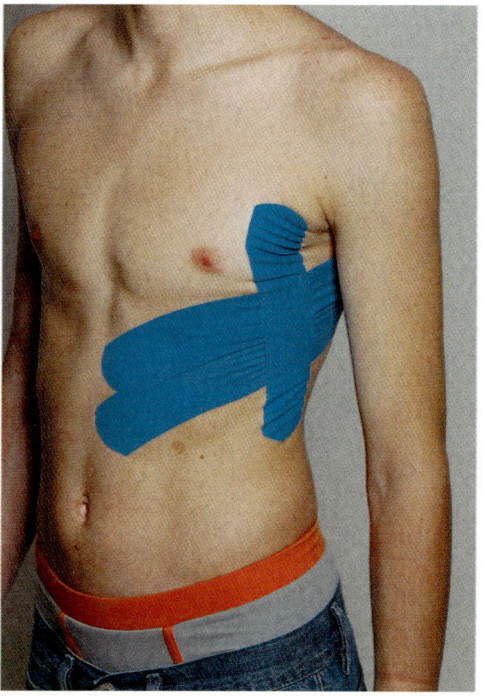

Eine Rippenverletzung kann ausgesprochen schmerzhaft sein. Zwar muss das Pflaster gut angedrückt werden, trotzdem sollten Sie in diesem Bereich behutsam vorgehen.

Das dritte Pflaster sorgt für die Kreuz-Form des Thorax-Tapes. Hier wurde nur ein Senkrechtstreifen genommen, Sie können gern zwei nebeneinander legen.

Rotations-Tape

Drehbewegungen des Rumpfes spielen sich muskulär unterhalb der Rippen ab. Beim Diskuswerfen, Kugelstoßen, Eislaufen und auch im Golfspiel erfahren die entsprechenden Muskelgruppen eine starke Belastung. Da ist es nicht verwunderlich, wenn es in dieser Zone zieht und sticht. Meist lässt sich der Schmerz leicht lokalisieren, indem Sie neben der Brustwirbelsäule entlang tasten. Sie reicht etwa vom Halsansatz bis unter die Rippen. Auf der Höhe, wo der Schmerz empfunden wird, legen Sie das Tape an.

So wird's gemacht

Beugen Sie sich mit verschränkten Armen möglichst weit vor, sodass Sie einen Katzenbuckel machen. Dort, wo der Schmerz sitzt, messen Sie großzügig horizontal über den gesamten Brustkorb und schneiden zwei gleich lange Streifen.

❶ Die Ecken abrunden und dann mit der bewährten Daumentechnik den ersten Streifen über dem druckempfindlichen Bereich voll gedehnt aufbringen.

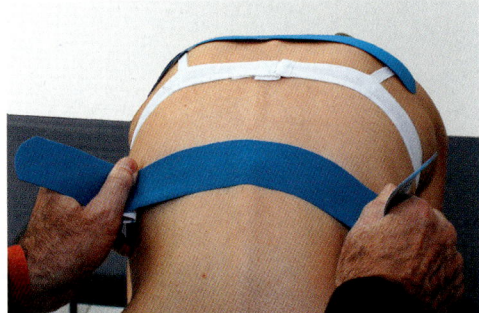

Lassen Sie das Papier an den Enden auf dem Klebestreifen, solange Sie den gedehnten Mittelpart fest andrücken.

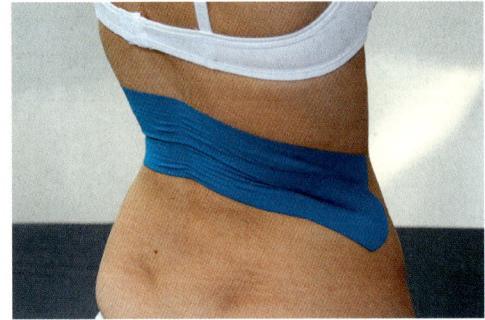

Im Bild sehen Sie das Rotations-Tape allein. Es wird jedoch immer mit einem LWS-Stern verwendet.

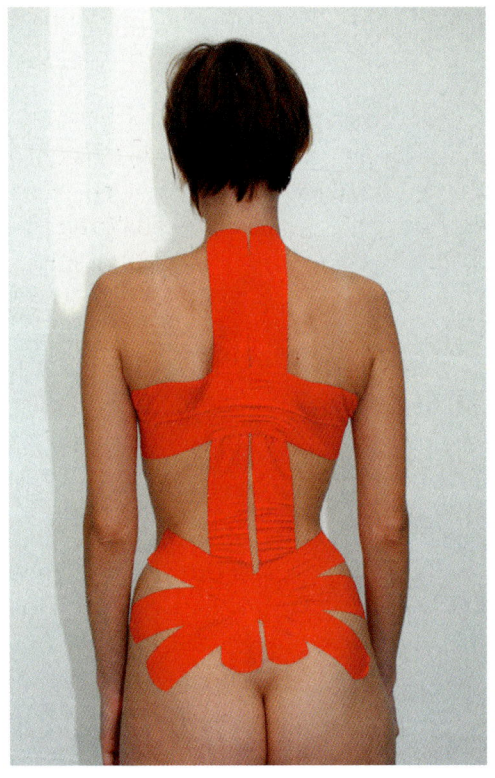

Der Schmerzbereich in der Drehung liegt hier genau unterhalb der Schulterblätter. Auf der Abbildung mit dem isolierten Rotations-Tape ist er deutlich tiefer.

Die beiden Enden streichen Sie entlang des Rippenbogens aus.

❷ Mit der gleichen Technik kleben Sie den zweiten Streifen direkt unter den ersten.

❸ Wenn die Drehbewegung eingeschränkt ist, bleiben Verspannungen im gesamten Rücken nicht aus. Darum ist es immer zweckmäßig, die Wirbelsäule auf voller Länge zu versorgen. Legen Sie zuerst das LWS-Stern-Sport-Tape (Anleitung s. S. 153) an und dann zusätzlich das Rotations-Tape.

Lymphtape

Bisher haben Sie Tapes im Einsatz muskulärer Belange kennengelernt. Lymphtapes stellen eine Besonderheit dar. Sie werden nämlich dann verwendet, wenn es zu Verletzungen der Weichteile mit Hämatombildung kommt. Gerade in Mannschaftssportarten ist das geradezu an der Tagesordnung. Aber natürlich sind blaue Flecken, wie der Volksmund sagt, auch im Kampfsport oder nach Stürzen keine Seltenheit. Durch einen Stoß, Sturz oder Schlag platzen kleinste Gefäße, Blut tritt in das umliegende Gewebe aus. Das Blut gerinnt und wird im Lauf der nächsten Tage bis Wochen abgebaut. Die verschiedenen Enzyme, die an den ablaufenden Stadien des Abbaus beteiligt sind, sorgen für die wechselnden Farbschattierungen. Mit Medi-Taping erreichen Sie einen zweifachen Effekt. Erstens wird der Schmerz gelindert, zweitens heilt das Hämatom wesentlich schneller ab.

So wird's gemacht

Es gibt zwei Verfahren, um Lymphtapes zu kleben. Eine ist etwas schwieriger und wird besser vom Fachmann gemacht. Sie sollen trotzdem beide Möglichkeiten we-

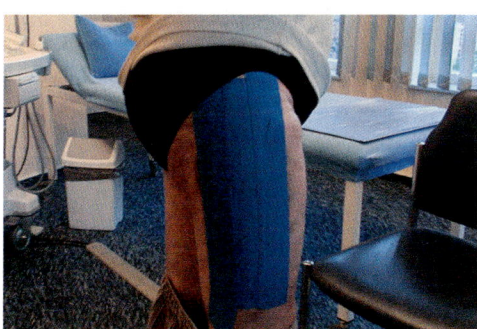
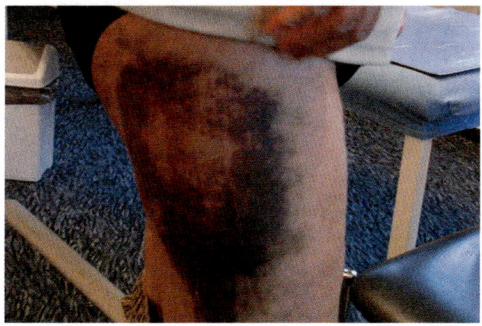

Wird das Tape, hier blau, nach drei bis vier Tagen entfernt, ist der Abbau dort, wo es aufgebracht war, deutlich erkennbar.

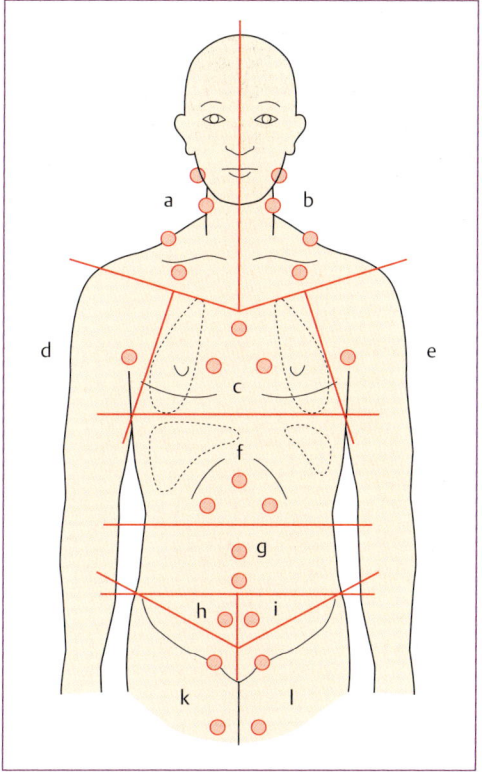

Die Flüssigkeit, die in das Gewebe ausgetreten ist, soll zu den Lymphknoten abfließen. Hier ein Überblick der wichtigsten Knoten.

nigstens einmal gesehen haben. Für beide Methoden ist es wichtig, dass Sie eine ungefähre Vorstellung haben, wo Lymphknoten liegen.

❶ Messen Sie vom Lymphknoten bis zur Verletzung. Nutzen Sie die Daumentechnik, um über dem Bluterguss voll gedehnt das Tape zu setzen. Kleben Sie mit noch etwa 20 Prozent Zug weiter bis zum zuständigen Lymphknoten. Das andere Ende von etwa fünf Zentimetern streichen Sie nur aus.

❷ Bei der komplizierteren Technik des klassischen Lymphtapes messen Sie die gleiche Distanz. Schneiden Sie die Streifen jeweils der Länge nach in der Mitte ein und lassen nur rund drei Zentimeter als Anker übrig. Setzen Sie diesen Anker auf die Lymphknoten, zu denen die Flüssigkeit abfließen soll, und gehen mit etwa 20 Prozent Zug über die verletzte Partie.

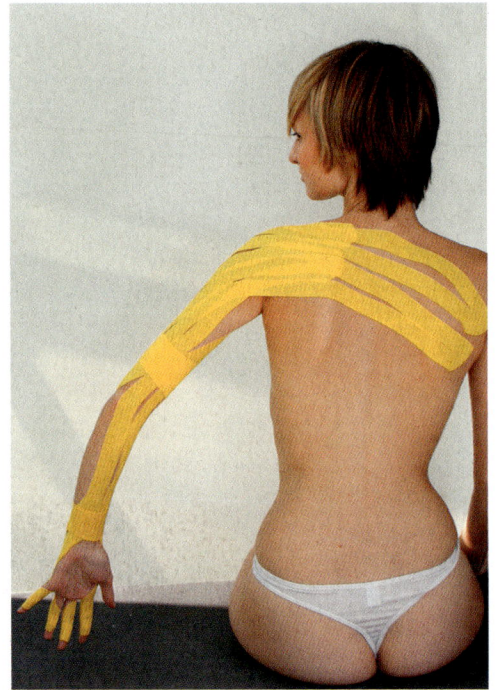

Hier wird von einer Oberarmstauung ausgegangen, die großflächig behandelt wird.

GUT ZU WISSEN

Blau gegen blaue Flecken

Natürlich können Sie mit gelbem Tape behandeln, wie auf der Abbildung zu sehen. Da Sie es im Sport jedoch meist mit akuten Stauungen zu tun haben, empfehle ich Ihnen blaues Tape für schnellere Entlastung.

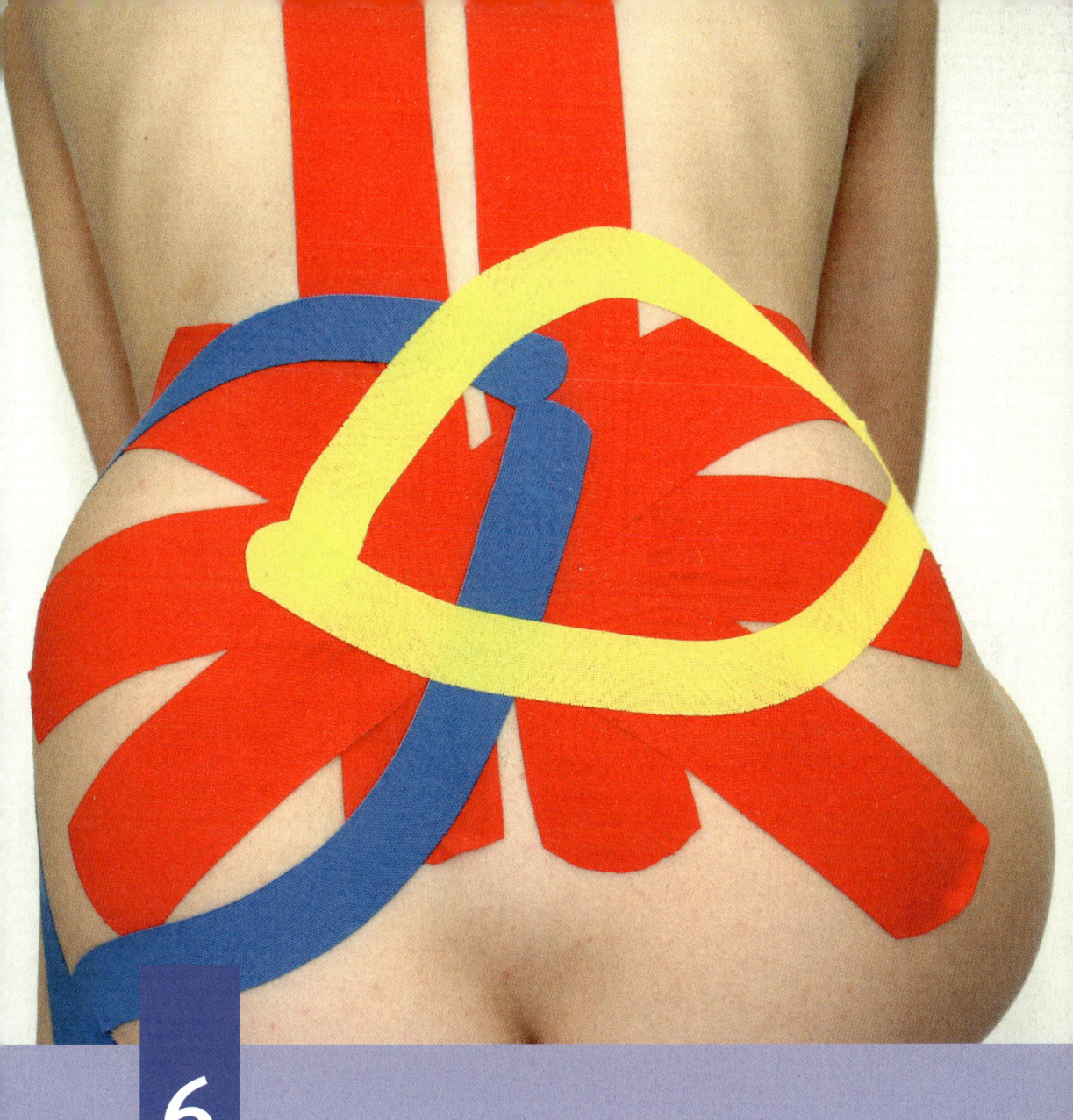

6
Anhang

Zum Schluss noch ein paar Tipps, Adressen und Anmerkungen, die den Umgang mit Medi-Taping für Sie abrunden sollen.

Ein Wort zum Schluss

In meinem letzten Buch im Haug Verlag habe ich eine These aufgestellt, dass jeder Mensch sich täglich an drei lebensnotwendigen Dingen befriedigen muss: Nahrung, emotionale Zuwendung und das Gefühl, recht zu haben. Darauf habe ich so viele positive Reaktionen bekommen, dass ich auch hier wieder ein Schlusswort anfüge, das nichts mit Medi-Taping zu tun hat.

Es geht um eine Erkenntnis, die ich leider erst mit 50 Jahren gewonnen habe. Das 50. Lebensjahr war für mich Anlass, in Ruhe darüber nachzudenken, was war und was noch kommen soll. Dabei fiel mir auf, dass alle Menschen, wenn sie auch nicht gleich sind, sondern ganz unterschiedliche Talente haben, doch alle gleich reagieren. Jeder Mensch kann nur das tun, was er für richtig hält. Folglich ist jeder überzeugt, dass er das Richtige tut. Hat man das verstanden, wird klar, dass jeder auch nur das sagen kann, was aus seiner Sicht richtig ist, was er als richtig empfindet. Daraus habe ich die Einstellung gewonnen: »Niemand kann mich beleidigen. Egal, was er über mich sagt.« Auch wenn jemand etwas Schlechtes über mich sagt, ist er der Auffassung, es sei richtig, also nicht schlecht. Sonst würde er es ja nicht sagen. Hinzu kommt die Erkenntnis, dass man nicht für andere lebt, sondern für sich selbst. Die Meinung anderer interessiert mich zwar, aber was ich daraus mache, muss ich selbst entscheiden und verantworten. Niemand hat Verständnis dafür, wenn ich sage, ich habe etwas nur getan, weil ein anderer es mir gesagt hat.

Menschen haben noch eine interessante Eigenart. Haben sie ein Problem, versuchen sie, es auf andere zu übertragen, in der Hoffnung, diejenigen würden es für sie lösen. Ein Beispiel: Mit sieben Jahren sagte mein Sohn, ich sei schuld, dass er gestürzt sei, da ich ihn zum Einkaufen geschickt hatte. Gerade Vorgesetzte verfallen oft in diesen Fehler. Ich empfehle in solchen Fällen, klar zu machen, dass das Problem nicht bei Ihnen, sondern Ihrem Gegenüber liegt.

Der amerikanische Präsident ist auch nur ein Mensch. Er hat ein Land überfallen, von dem er behauptet hat, dass dort gefährliche Waffen hergestellt werden. Im Irak wurde nichts gefunden, doch Herr Bush ist weiter der Ansicht, dass er vollkommen richtig gehandelt hat. Weil der kleine Mann Probleme hat, die andere für ihn lösen sollen.

Die Firma »Schmerz und Tape GmbH«

Die Firma »Schmerz und Tape GmbH« hat es sich zur Aufgabe gemacht, das Medi-Taping in jeder Hinsicht zu unterstützen. Unter Leitung von Dr. Dieter Sielmann hat sie ein neues Tape entwickelt, das den energetischen Bedürfnissen mehr entspricht als das japanische Kinesio-Tex-Tape. Außerdem ist es um die Hälfte billiger als das Original. Die Firma ist auch weiterhin bemüht, den Preis für seine Endverbraucher – also für Therapeuten und Patienten – zu vergünstigen. Zudem werden regelmäßige Therapeutentreffen angeboten, bei denen Meinungen und Erfahrungen ausgetauscht werden. Inzwischen wurden über 4000 Therapeuten mit Medi-Taping ausgebildet. Weitere Therapeuten können jederzeit nach Anmeldung bei Herrn Dr. Sielmann im Umgang mit dem Tape unterrichtet werden. Außerdem werden die Mitglieder der Firma mit Informationsmaterial unterstützt.

Dr. Dieter Sielmann ist der 1. Vorsitzende des Verbandes »Energetisch-physiologisches Kinesio-Taping«. Das Ziel des Verbandes ist es, neue Erkenntnisse auf dem Gebiet des Medi-Taping zu sammeln und an die Mitglieder weiterzugeben.

Die Bezeichnungen »Medi-Taping« und »Medi-Tape« sind gesetzlich geschützt und dürfen nur von denen verwendet werden, die nach einem entsprechenden Kurs bei Dr. Sielmann die Zertifikation erhalten haben.

Das Tape in den Farben Haut, Blau, Rot und Gelb ist über die Firma »Schmerz und Tape GmbH« frei Haus zu beziehen. Dort nennt man Ihnen auch gern einen Therapeuten in Ihrer Nähe.

Anschrift

Schmerz und Tape GmbH, Lilienweg 18, 23843 Bad Oldesloe
Tel. 0 45 31/6 72 58, Fax 0 45 31/6 72 59
www.schmerzundtape.de
info@schmerzundtape.de

Literatur

Wittke, R.: Epicondylitis: Tennis- und Golferellenbogen – ein Dauerbrenner in der Praxis. Der Allgemeinarzt 17/24; 2002; S. 1290-1298

Kase, Kenso, D.C.: Kinesio Taping Perfect Manual. Kinesio Association. Eigenverlag, Tokio 1980

Kase, Kenso, D.C.: Illustrated Kinesio Taping. 3rd edition. Eigenverlag, Tokio.

Penzel, W.: Energetisch-physiologische Behandlungen der Wirbelsäule. 5. Auflage. Eigenverlag, Heyen 1993

Albrecht, K.: Körperhaltung – Gesunder Rücken durch richtiges Training. 2. Auflage. Haug Verlag 2006

Stichwortverzeichnis

Stichwortverzeichnis

Bibliografische Information
der Deutschen Nationalbibliothek
Die Deutsche Nationalbibliothek verzeichnet diese
Publikation in der Deutschen Nationalbibliografie;
detaillierte bibliografische Daten sind im Internet
über http://dnb.d-nb.de abrufbar.

Programmplanung: Dr. Elvira Weißmann-Orzlowski

Redaktion: Iris Hammelmann
Bildredaktion: Iris Hammelmann

Umschlaggestaltung und Layout:
CYCLUS · Visuelle Kommunikation, Stuttgart

Bildnachweis:
Umschlagfoto: Mauritius
Fotos im Innenteil:
Günther Blumenstock/Pitopia: S. 47; ccvision: S. 73, 98;
Corbis: S. 44; Digital Vision: S. 50; Astrid Föderler: S. 126;
Kai Krüger/Pitopia: S. 33; Mauritius: S. 3; MEV: S. 28;
Pearl Izumi: S. 48; Photo Alto: S. 35; Photo Disc: S. 23,
54, 101, 106, 131, 132, 149; Anne Pieper: S. 128; POLAR
Deutschland: S. 69; Dr. Sielmann: S. 4, 5, 6, 7, 10/11, 12,
15, 17, 19, 24/25, 26, 56, 57, 59, 60, 62/63, 72, 76, 77, 78,
79, 80, 81, 82, 83, 84, 85, 92, 93, 94, 95, 96, 97, 107, 108,
109, 111, 112, 113, 114/115, 121, 122, 123, 124, 125, 133,
134, 135, 136, 137, 138, 139, 140, 141, 142, 145, 146, 147,
148, 150, 151, 152, 154, 155, 156, 157, 159, 161, 162, 163,
164, 165; Stockdisc: S. 39; Eberhard Urban: S. 32, 45;
Fridhelm Volk, Stuttgart: S. 64

Zeichnungen: Christine Lackner, 74930 Ittlingen

Liebe Leserin, lieber Leser,
hat Ihnen dieses Buch weitergeholfen? Für Anregungen,
Kritik, aber auch für Lob sind wir offen. So können wir
in Zukunft noch besser auf Ihre Wünsche eingehen.
Schreiben Sie uns, denn Ihre Meinung zählt!

Ihr Haug Verlag

E-Mail Leserservice: heike.schmid@medizinverlage.de

Adresse:
Lektorat Haug Verlag, Postfach 30 05 04,
70445 Stuttgart
Fax: 0711 - 8931 - 748

© 2008 Karl F. Haug Verlag in
MVS Medizinverlage Stuttgart GmbH & Co. KG
Oswald-Hesse-Straße 50, 70469 Stuttgart

Printed in Germany

Satz: Fotosatz Buck, 84036 Kumhausen
gesetzt in: InDesign CS3
Druck: Grafisches Centrum Cuno GmbH & Co. KG,
39240 Calbe

Gedruckt auf chlorfrei gebleichtem Papier

Die Ratschläge und Empfehlungen dieses Buches wurden
vom Autor und Verlag nach bestem Wissen und Gewissen
erarbeitet und sorgfältig geprüft. Dennoch kann eine Ga-
rantie nicht übernommen werden. Eine Haftung des Au-
tors, des Verlages oder seiner Beauftragten für Personen-,
Sach- oder Vermögensschäden ist ausgeschlossen.

Geschützte Warennamen (Warenzeichen) werden nicht besonders kenntlich gemacht. Aus dem Fehlen eines solchen
Hinweises kann also nicht geschlossen werden, dass es
sich um einen freien Warennamen handelt.

ISBN 978-3-8304-2269-3   1 2 3 4 5 6